AF215231

Über die Autorin

Jawohl, die TRENNKOST habe ich für mich gepachtet. Mit voller Begeisterung berichte ich darüber und praktiziere diese geniale Ernährungsweise selbst seit nunmehr mehr als 30 Jahren.

In dieser Zeit hab ich **_er-leben_** dürfen was eine gute Ernährung für einen Menschen tun kann. Denn als Kriegskind habe ich nach der Währungsreform, als nach den Hungerjahren die Tische wieder reich gedeckt waren, alles gegessen, was es nun (endlich wieder) zu kaufen gab. Kein Mensch hat damals darüber nachgedacht, was der Gesundheit vielleicht zum Schaden gereichen könnte. *Lustbefriedigung war vielmehr die Devise!*

Und wie mir ging es vielen Mitbürgern, die so lange alles entbehrt hatten, was süß und sahnig und fettig war. Nun konnte man „ungestraft" zuschlagen, dachte man jedenfalls. Die Folgen solcher Unbedachtheit zeigten sich erst nach vielen Jahren. So kämpfen wir heute gegen die hausgemachte Last, die wir uns selber angelacht hatten, die da heißt, Zivilisationskrankheiten und allerhand, damit verbundenen Beschwerden, Ein überzeugender Ausweg aus dem Desaster war erstmal nicht in Sicht..

In besonders stressigen und sogar Burnout-Zeiten kam mir dann die TRENNKOST gerade recht. Ihre Prinzipien leuchteten mir ein und ich machte sie mir sofort zu eigen. Viele der „Baustellen" die ich mir selbst zuschreiben musste, konnte ich auf diese Weise schließen. Und ich bin sicher, dass ich meine heutige gute Form in Bezug auf körperliche und geistige Fitness der TRENNKOST, meiner bis heute bevorzugten Ernährungsform, verdanke.

So habe ich über meine Erfahrungen und alles, was jeder über sich selbst und den eigenen Nährstoffbedarf unbedingt wissen muss, in meinem TRENNKOST-Büchlein aufgeschrieben und erklärt.

Es ist nur eine geringe Mühe, die erforderlich ist, um dieses Wissen für sich zu erobern. Und es tut gar nicht weh, vor dem Aufstellung des eigenen Speiseplanes den Denkapparat einzuschalten. Dies, zumal köstliche Speisen winken und weder Hunger, noch Verzicht für die Zukunft vorgesehen sind.

Wirklich - die Regeln der Trennkost sind schnell erlernt, aber ihre Anwendung kann ein ganzes Leben lang Nutzen bringen, für riesige Energie und Tatkraft sorgen, und auch Lust auf Leistung und auf strahlende Gesundheit machen.

Fang´ einfach an und überzeuge Dich selber!

Ingrid Schlieske

TRENNKOST

Das Ernährungsgeheimnis der Promi´s
aus
Wirtschaft, Politik und Kulturschaffen

Was Du unbedingt über Dich und Deine Ernährung wissen <u>musst</u>,
um so richtig Lust auf riesige Energie, auf Leistung
und eine strahlende Gesundheit zu bekommen

**Und - ich gebe Dir die Garantie für Schlankbleiben.
Nimm mich beim Wort!**

Impressum

Bibliographische Information der
Deutschen Nationalbibliothek:
Die Deutsche Nationalbibliothek
verzeichnet diese Publikation in
der Deutschen Nationalbibliothek,
detaillierte bibliografische Daten
sind im Internet über
www.dnb.de abrufbar.

© 2016 Ingrid Schlieske
Herstellung und Verlag
BoD Boks on Demand, Norderstedt
ISBN 978-3-7448-7379-6

Inhaltsverzeichnis   **Seite**

Liebe Leserin, lieber Leser ……………………………………… 8
Mein kostbares Erfahrungswissen – ist für Dich da…………………… 11
Weshalb wir uns für das Thema „Ernährung" interessieren m ü s s e n … 12
So funktioniert die TRENNKOST ……………………………… 15
      Das 3-Phasen-System mit Erfolgsgarantie ………………………… 16
……..Weshalb die Trennkost eine Gesundheitskost ist ………………… 19
……..Tabelle zur Vollwertigen Trennkost ……………………………… 22
Das Säure-Basen-Gleichgewicht ……………………………………… 24
Das Yin-Yang-Prinzip als Knackpunkt für eine gute Ernährung ……….. 26
……. Auflistung von Yin-Nahrung ……………………………………… 31
      Grundnahrungsmittel Brot? Oder doch nicht? …………………… 32
      Fette und Öle: wofür sie wichtig sind …………………………… 35
Milch, der vielgelobte Saft – mächtig in Verruf? ………………………… 37
Sojabohne – weltweit als Anti-Aging-Nahrung genutzt ………………… 38
Mineralwasser – mehr als ein Durstlöscher ……………………………… 42
Gewürze – wichtige Gesundheitsbegleiter ……………………………… 44
Obst, so viel man mag! …………………………………………………… 49
Milchgesäuertes Gemüse: aufwertende Konservierung ………………… 50
Auf Dauer abnehmen? HOMÖOSTASE spielt uns einen Streich ……… 51
Sag dem Sodbrennen einfach „Tschüß"! ………………………………… 53
Das Immunsystem – der Tod liegt im Darm! ……….…………………… 55
Altersdiabetes – Ernährung schafft die Umkehr………………………… 57
Zucker - guter Freund und schlimmer Feind …………………………… 59
Arteriosklerose – Todesursache N° 1 in Deutschland …………………… 66
Weitere ernährungsbedingte Erkrankungen …………………………… 67
Mikrowelle JA oder NEIN? ……………………………………………... 69

Inhaltsverzeichnis Fortsetzung 2. Seite

Seite

Gentechnologien – Segen oder Fluch? 71
Bestrahlte Lebensmittel 73
Der INNERE SCHWEINEHUND als „Trainingspartner".................... 74
Gesundheit ist Fleiß! 76
Zeit der Gewichtsreduktion ist eine Ausnahmezeit 80
Entschlackungstag – Ananastag, wenn Du magst 81
MUSTER-REDUKTIONSTAG 83
Kleiner Küchenzettel mit Beispielen 85
Esszwang – Essorgie – EssSucht 88
Rezepte für die Gewichtsreduktion und auch danach 90
      Fototafeln für Rezeptbeispiele 91
Rezeptvorschläge für viele Gelegenheiten 102
      Müslis in der Eiweißzeit 102
      Müsli in der Kohlenhydratzeit 103
      Kohlenhydratgerichte gekocht 104
      Kohlenhydratgerichte kalt 106
      Eiweißgerichte gekocht 107
      Salatdressings für Eiweißzeit und Kohlenhydratzeit 115
  .... Desserts zur Eiweißzeit 116
      Desserts Kohlenhydratzeit 117
Kochen mit Soja, vegetarische kulinarisch 119
Was mir noch am Herzen liegt 120
Vegetarische Momente, damit sie köstlich gelingen 121
Gesundheit – hausgemacht? Aber klar, es liegt an Dir! 123
Programmiere Dich positiv 125
Affirmation zu den Ernährungsvorsätzen................................. 127

Inhaltsverzeichnis Fortsetzung 3. Seite

Seite

Ein wenig Bewegung macht nicht nur gesund, sondern auch klug............ 128
Richtiges Atmen steigert Lebensenergie 131
Vegetarischer Lebensmittel, wie wichtig sind sie? 133
Ernährungsberater werden? Hast Du den Wunsch? 134
In eigener Sache 134

3 super-wichtige TIPPS – gleich zum Anfang

Bei der TRENNKOST geht es nicht darum, was nicht gegessen werden sollte, sondern was unbedingt für den täglichen Verzehr empfohlen wird.

Hier sind sie, die 3 allerwichtigsten Schlüssel zu dem Gesundheitstresor, um eine geniale Ernährungsweise, wie sie das Trennkostkonzept bietet, vom ersten Tag an problemlos zu installieren.

Schon nach einer einzigen Woche sind auf diese Weise Blutwerte messbar günstig zu beeinflussen:

Die 3 Tipps sind basenbildend und können WUNDER bewirken: Dazu gehören:

- Das morgendliche Muntermacher- und Energie-Müsli ohne Getreide
- Das tägliche Cremesüppchen aus allen Gemüsesorten mit Sojasahne
- Das Zauberglas, das täglich mit frisch geschnittenem Gemüse bereit steht

Liebe Leserin, lieber Leser,

herzlich willkommen zu einer gaaanz wichtigen Lektüre.

Schließlich geht es um Dich! Wir wollen über Deine Gesundheit, Deine Ernährung, also Deine Lebensqualität sprechen, und was wir ggf. verändern können, damit es Dir so richtig gut geht. Und dafür stelle ich Dir die Fülle meiner Erfahrungen zur Verfügung.

Aber erst lass uns bitte nachschauen, wie wichtig diese, meine Erfahrungen für Dich sein können. Dafür lade ich Dich zu einem kleinen *Check up* ein, der Dir Klarheit über den Status Quo Deiner Befindlichkeit geben wird:

- Bist Du mit Deiner Gesundheit gelegentlich oder öfter mal ganz unzufrieden?
- Wünscht Du Dir vielleicht viel mehr Energie für den Alltag?
- Fühlst Du Dich regelmäßig ganz müde und abgeschlagen?
- Fehlt es Dir immer mal wieder an Lust auf Leistung?
- Empfindest Du oft Stress nach ganz alltäglicher Arbeitsleistung?
- Bist Du gelegentlich oder öfter sauer auf Dich, weil Du nicht schaffst, was Du Dir vorgenommen hast?
- Erwischt Dich jeder Keim, der mutterlos herumschwirrt?
- Bist Du viel zu häufig erkältet oder quälen Dich öfter grippale Infekte?
- Macht Dir Dein Rücken, machen Dir Deine Gelenke zu schaffen?
- Ist Dein Körpergewebe und ist Deine Haut nicht so straff, wie Du es Dir wünscht?
- Sind Deine Bänder und Sehen nicht mehr so elastisch wie in früheren Jahren?
- Fehlt Dir die Lust zu spannenden Freizeitunternehmungen?
- Leidest Du gelegentlich oder auch öfter an depressiven Verstimmungen?
- Bist Du häufig nervös, regst Dich leicht auf?
- Gehörst Du zu den Schlaflosen, die nur unregelmäßig eine gute Nachtruhe genießen?
- Kannst Du Dich zu sportlichen Betätigungen nur schwer oder gar nicht aufraffen?

Sei ganz ehrlich zu Dir selbst. Musst Du einige dieser Fragen bejahen? Gehören einige der dabei angesprochenen Themen zu Beschwerdebildern, an die Du Dich vielleicht sogar schon gewöhnt hast und die Du für die Normalität hältst?

Das Fatale ist, dass man wenig motiviert ist, vermeintliche Normalität zu verändern. Das trifft übrigens auch im positiven Sinn zu. Geht es einem gut, nimmt man das als selbstverständliche Normalität ebenfalls hin, kümmert sich nicht groß darum und setzt sie unbewusst wieder aufs Spiel, bis die „negative Normalität" wieder das Spielfeld beherrscht.

Kannst Du Dir vorstellen, dass ein kluges Ernährungsmanagement alles verändern kann? Ich bin so kühn, Dir genau das zu versprechen, denn die Ernährung ist ja die Basis jeder Befindlichkeit!

Du wirst Dich wie neu geboren fühlen, wenn bestimmte, krank- und müde-machende Nahrung limitiert und andere, hellwach-gesund-und-vital machender-Nahrung der Vorzug gegeben wird.
Und ich weiß, wovon ich spreche, denn ich selbst war so eine Kandidatin, die sich krank und schlapp gegessen hatte.

Ob ich jetzt mit dem großen Zeigefinger komme und Deine Lieblingsrezepte vom Speiseplan verbanne? Aber keineswegs. Ganz im Gegenteil will ich Dir ermöglichen, wieder sorglos zu essen, ja zu schlemmen, ohne dass Du ewig über gefährliche Cholesterin- oder Zuckerwerte nachdenken musst. Ich bin Genussmensch und erwarte das auch von Dir.

Und das soll so einfach gehen? Ja, Ernährung ist einfach – wenn man verstanden hat, wie das geht und worauf es ankommt.

Und das bedeutet keineswegs, dass Hunger und Verzicht den Alltag bestimmen müssen, sondern die Lust an köstlichem Essen unser Leben und den Speisezettel bereichert.
Ein gutes Ernährungskonzept ist wie ein gutes Backrezept: mit den richtigen Zutaten schmeckt der Kuchen himmlisch. Mit wertlosem Zeug gebacken, gehört er in die Mülltonne.
Lass Dich also entführen in die „Geheimlehre" des RICHTIGEN ESSENS. Schon nach wenigen Tagen wirst Du sehen, dass Du Dich auf eine geniale Reise begeben hast. Du wirst es ***er-leben***, Du fühlst Dich besser und besser und überzählige Pfunde werden kein Thema mehr für Dich sein.

Versprochen? Jawohl, das verspreche ich Dir, weil ich es aus eigener Erfahrung weiß und es bei unzähligen Seminarteilnehmern bestätigt sah!

Gesundheit ist Fleiß

Ich mute Dir ein wenig Mühe zu. Das bist Du nicht gewöhnt, Dir Mühe für Dein eigenes Wohlergehen zu machen? Deine Sorge galt vor allem Deiner Familie, Deinem Beruf, der Wohnung, dem Haus?

Du bist nun gefordert, völlig umzudenken: Ich weiß, das ist nicht leicht für Dich. Aber es ist wichtig für die Qualität Deines zukünftigen Lebens, dass Du erkennst, dass Du es bist, der/die darin die Hauptrolle spielt. Der wichtigste Mensch auf der Welt bist Du. Nur wenn Du Dich wohl fühlst, gesund und stark bist, kannst Du optimal funktionieren und auch für den „Rest der Welt" Sorge tragen.

Der „Betriebsstoff", den das System MENSCH benötigt.

Du musst ALLES darüber wissen. Alles was Dir garantiert, dass es Dir super-gut geht.

Wir nehmen Medikamente, absolvieren Kuren, stehen notfalls Kopf, um verlorene Gesundheit wieder zurückzuerobern.

Meistens werden wir erst dann hektisch tätig, wenn es irgendwo hakt, der Leidensdruck es erforderlich macht, dass man medizinische Hilfe in Anspruch nehmen muss.

Dabei wird es ganz leicht, schon im Vorfeld dafür zu sorgen, dass es zum Schlimmsten gar nicht erst kommt.

Aber selbst, wenn es schon „5 vor 12" ist, kann eine Umkehr oft noch Wunder wirken. Besonders dann, wenn man es ernst meint und sich wirklich rigoros an die neuen Richtlinien hält, von deren Wirken man sich ja schon nach wenigen Tagen überzeugen kann.

Der Mensch mit allen seinen Regelkreisen kann nur dann optimal funktionieren, wenn er mit allen Nährstoffen versorgt wird, die er für seinen Erhalt benötigt.

Viele Substanzen kann der Körper selbst herstellen. Die meisten der benötigten Nährstoffe jedoch sind *essentiell*, das heißt, sie müssen mit der Nahrung zugeführt werden.

Es ist erstaunlich, wieviel „Ernährungssünden" der Körper in der Lage ist, abzufangen. Wenn der Bedarf dringend benötigter Nährstoffe zu groß ist, gibt es zunächst „Warnschüssen" in Form von Missbefinden. Werden solche Botschaften ignoriert, bis „das Maß überläuft" ist Krankheit die Folge. <u>Krankheit ist immer ein Signal für Mangel</u>. Das kann sich sowohl auf körperlichen wie auch auf seelischen Mangel beziehen. Oftmals ist es dem Betroffenen gar nicht bewusst, wo und wann es in seinem Leben zu genau den Defiziten gekommen ist, die sich nun ein Ventil suchen, das sich als Krankheit ausdrückt.

Mein kostbares Erfahrungswissen

Ich biete Dir ein Konzept an, das aus über 25 Jahren Erfahrung mit weit mehr als 160.000 TeilnehmerInnen an Seminaren für Trennkost resultiert.
In über 500 Städten und Orten Deutschlands sind von mir und meiner Schule über viele Jahre hin Trennkostkurse organisiert worden, die in der Regel von hoch engagierten HeilpraktikerInnen, ÄrztInnen oder ErnährungsberaterInnen geleitet wurden.
Viele der Kurs-TeilnehmerInnen hatten den Wunsch, ihre Gesundheit neu zu erobern und dafür eine Ernährungsweise kennen zu lernen, die ***Regeneration Total*** ermöglicht und fanden dafur die Ernährung nach der Trennkost ideal.
Eine große Anzahl unter den SeminarbesucherInnen jedoch, wollten ein-für-allemal ihre ***Gewichtssorgen*** loswerden. Denn was hatte man nicht alles probiert. Aber Nachhaltigkeit ließ bei fast allen den Diät-Versuchen zu wünschen übrig.
Ich selbst (wie auch jeder andere Betroffene), habe ja auch oft genug schmerzhaft erkennen müssen, dass rasches Abnehmen zunächst zwar mit Hilfe der unterschiedlichsten Methoden gelingt, danach aber ist man wieder neu ausgeliefert, dem ewigen ***Jo-Jo-Effekt***: Gewicht rauf, Gewicht runter.

Das hier vorgestellte Konzept basiert im Wesentlichen auf den Grundsätzen der Trennkost und eignet sich hervorragend dafür, die Gesundheit zu unterstützen und dafür, schnell abzunehmen und schlank zu bleiben. Dabei sind selbstverständlich auch modernste ernährungsphysiologische Erkenntnisse berücksichtigt, sodass es bei der empfohlenen Vielseitigkeit nicht zu einer Mangelernährung kommen kann.

Weshalb wir uns für das Thema Ernährung interessieren m ü s s e n
Durch die von uns praktizierte achtlose Lebensweise steuern viele Mitbürger auf ein Zeitalter mit chronischen Erkrankungen zu.

Die heute lebenden Menschen werden so alt wie keine Generation vor ihnen. Was sich zunächst vielversprechend anhört, kann jedoch zum Alptraum werden, wenn die alternden Bürger fleißig auf die Pflegeversicherung hinarbeiten. Und das ist garantiert der Fall, wenn Fastfood & Co. weiterhin zur bevorzugten Nahrung so vieler Mitmenschen gehört.

Und solche „moderne Krankheiten" sind fast alle ernährungsbedingt. Auch die EssSucht ist übrigens nicht nur bei Dicken ein Thema.
Schlankheit ist keineswegs ein Indiz für Gesundheit. Zur Gesunderhaltung gehört richtige Ernährung und eine optimale Nährstoffversorgung. Dafür muss dem Körper alles zur Verfügung gestellt werden, um alle seine Zellen, Organe und Funktionssysteme bestimmungsgemäß versorgen zu können. Das Übergewicht ist nur e i n e der unzähligen möglichen Auswirkungen einer falschen Ernährungsweise.

Weshalb ich zunächst die Trennkosternährung als Schlankheitsernährung anspreche? Ich mache die mit der Trennkost verbundenen Ernährungsregeln lediglich an dem Beispiel „Schlankheit" fest.
Trennkost als Schlankheitsdiät ist im Prinzip nebensächlich, weil Übergewicht die Folge einer falschen Ernährungsweise ist und die Trennkost die natürliche Möglichkeit bietet, einen guten Weg aus dem Dilemma zu weisen.
Ehrlicherweise muss hier auch erwähnt werden, dass eine in Aussicht gestellte Gewichtsreduktion für viele Interessenten zunächst der Aufhänger dafür ist, einmal näher hinzuschauen auf die gesundheitlichen Erfolge, die mit einer guten Ernährungsweise verbunden sind. Der Leidensdruck, die die ungeliebten Pfunde verursachen, ist offenbar

größer, als die gesundheitlichen Nachteile, die eher in Kauf genommen werden, als der optische Eindruck, der mit überzähligen Pfunden verbunden ist.

Aber viele Betroffene fürchten sich davor, eine Zeit des Hungers in Kauf nehmen zu müssen, wenn sie erfolgreich gegen den Hüftspeck vorgehen wollen.

Dass es in Wahrheit ganz leicht ist, den Trennkostweg zu gehen, werden Deine ersten Erfahrungen die Du damit machst, Dir bestätigen.

Wichtig ist der Entschluss, mit dem neuen Konzept zu beginnen, um Körper, Geist und Seele zu stärken. Was Dir zunächst kompliziert erscheint, erweist sich als ganz einfach. Du wirst es sehen.

Richte Deine Speiseplanung und Deine Einkäufe nach der Trennkost aus. Dein Appetit wird sich daran orientieren, was Du ihm anzubieten hast, was sich als Vorrat künftig im Hause befindet.

Schon nach einer einzigen Woche spürst Du es: mit dem sinkenden Harnsäurespiegel (Schon nach einer Woche messbar) verschwinden Tagesmüdigkeit und lassen Verdauungsbeschwerden nach. Das Wachsen von Energie, Lust auf Leistung und besseres Denkvermögen stellen sich als Lohn für den verbesserten Speiseplan ein.

Mach Dir eine Kopie meiner Trennkosttabelle und hänge sie an Deinen Kühlschrank. So habe ich es auch gemacht.

Entschließe Dich jetzt dazu, für Dich und Dein Wohlfühlen tätig zu werden!
Sei Dein eigener Therapeut. Alltagswehwehchen erübrigen sich dann oft. Auch bei chronischen Krankheiten ist mit einer Verbesserung der Befindichkeit zu rechnen.
Erlebe, wie Dein eigenes Regenerationssystem, Dein inneres Heilsystem für Dich tätig wird. Es wartet auf Deine Order!

Ich will Dir nun ein Geheimnis verraten, was keines ist:
Jeden Punkt meiner Empfehlungen kennst Du eigentlich genau. Da ist nur ein wenig in Vergessenheit geraten. Und Du wirst Dich wundern, dass für Dich tatsächlich nur so wenig

Umdenken erforderlich ist. Deshalb hier eine kleine Gewissensfrage:

Würdest Du ein Medikament nehmen, was Dich glücklicher, gesunder, vitaler macht und Dich um Jahre verjüngt? Das Dir garantiert, dass Du eine energievolle Zukunft hast? Dass Du unternehmungsfreudiger bist und viel mehr Lust auf Leistung hast?

Ein solches Medikament biete ich Dir an. Es kostet Dich nur wenige Tage Mühe, um herauszufinden, dass ich mein Wort halten kann, dass ich in keiner Weise übertrieben habe.

Alle, durchweg alle Trennköstler, die ich kenne und kannte, bestätigten mir, dass sie durch so eine einfache Maßnahme, wie die Ernährungsumstellung mit Hilfe der Trennkost, ein neuer Mensch geworden sind: voller Tatendrang mit besseren Blutwerten und befreit von überflüssigen Pfunden.

Und wie ist der Preis für eine solche Verheißung? Die Mühe ist nur winzig klein, gemessen an dem zu erwartenden Erfolg. Denn essen musst Du sowieso, dann darf es doch bitteschön auch etwas Leckeres sein, das noch dazu der Gesundheit nütz …..!

Es geht also um eine intelligente Ernährungsweise, die man leicht in sein Leben installieren kann. Ob Du Familienmutter bist, Manager einer Firma, Fabrikarbeiter, Verkäuferin, Straßenbahnfahrer oder Lehrerin. Die Trennkost kann immer und überall angewendet werden.

Wenn Du meine Vorschläge umsetzt, stellst Du schnell fest, dass Du lange nicht so köstlich, so frisch und so abwechslungsreich gespeist hast Und dass Du Dich Tag für Tag wohler fühlst und „Bäume ausreißen" könntest, vor lauter Energie.

Meine Aufgabe dabei sehe ich darin, Dich zu motivieren und gleich damit zu beginnen, Deine Leben neu zu gestalten. Dein Speisezettel spielt dabei eine große Rolle.

Besonders erfreulich ist, dass die Trennkost auch eine weltweit anerkannte Anti-Aging-Ernährungsweise ist, denn wer möchte sich nicht auch ein wenig verjüngen, oder?

Was hindert uns also nun daran, jeden Tag „Lotto" zu spielen? Mit nur wenig Zeiteinsatz haben wir einen GARANTIEGEWINN. Und den sollten wir uns nicht entgehen lassen, nicht wahr?

So funktioniert die Trennkost
Entscheide Dich für köstliche und abwechslungsreiche Ernährung. Heute noch!

Die Trennkost ist auch hervorragend zur *Gewichtsreduktion* geeignet.

Wenn Du also gleich die Absicht hast abzunehmen, reduzierst Du die angegebenen Mengen der Nahrungszutaten auf insgesamt etwa *1100 kcal. Pro Tag*.

Die Erfahrung hat gezeigt, dass mit dieser Kaloriengröße die besten Ergebnisse zu erzielen sind. Wenn Du die Kalorienzufuhr darüber hinaus drosselst läufst Du lediglich Gefahr, dass Du dem Körper und auch dem Geist, die für optimales Funktionieren nötigen Nährstoffe vorenthältst. Die unausweichliche Antwort darauf ist verstärkter Hunger und riesiger Appetit. Mit einem solchen „Suchtverhalten" schützt sich unser Organismus gegen drohenden Mangel. Im Übrigen sind auch mit dem totalen Essen-Entzug (Null-Diät, Fasten) keine schnelleren Ergebnisse zu erzielen. Im Gegenteil, kann es durch das gewaltsame Leeren der Zellen zu Gewebserschlaffungen kommen. Deshalb ist es klug, den Notwendigkeiten Genüge zu tun und alle Erfordernisse schon im Vorfeld zu bedienen.

Damit Du jetzt die letzte „Diät" Deines Lebens machst, nimmst Du an meinem *3-Phasen-System* teil. Die wichtigsten Voraussetzungen für nachhaltiges Gelingen in Bezug auf Schlankheit und Gesundheit, stehen unter folgenden *Maximen*:

- *weniger konzentrierte Kohlenhydrate*
- *weniger; aber gutes Fett*
- *weniger Tierisches*
- *wertvolle Proteine*
- *viel Obst, viel Gemüse , Salat*
- *genügend trinken*
- *eine ausgeglichene Gemütslage*

DIE 3 PHASEN - MIT ERFOLGS-GARANTIE

Phase I: Gewicht reduzieren

In dieser Zeit sind die Portionen so zusammengestellt, dass Du Dein Ziel schon bald erreichen kannst. Gleichzeitig trainierst Du die Nahrungszusammenstellung nach der Trennkost. Dafür benötigst Du dieses Begleitbuch. Zusätzliche Empfehlung ist mein Buch, das dabei hilft, seine EssSucht ein für allemal zu überwinden, Ich beschreibe darin als ebenfalls Betroffene, die Nöte einer EssSüchtigen (nämlich meiner eigenen) und wie man der EssSucht und vor allem dem Hunger für immer Lebewohl sagt. *„EssSucht – 8 einfache Regeln"*, erhältlich bei AMAZON oder www.vegetarischerVersand.de (12.95 €)

Phase II: Gewicht festigen

Die Zeit der kleineren Portionen ist vorbei. Du hast Dein Ziel erreicht. Kalorien zählen gehört der Vergangenheit an. Trennkost wird nun im Alltag angewandt, und zwar mit normal großen Portionen. Achte darauf, dass Du Fett und konzentrierte Kohlenhydrate weiterhin limitierst. Zu viele tierische Proteine schaden Deiner Gesundheit ebenfalls. Diese Trainingsphase ist besonders wichtig, verändern sich doch damit die angestammten Gewohnheiten und Glaubenssätze. In dieser Phase und danach, begleiten Dich **Das Buch SOJA als Anti-Aging-Nahrung** Dieses Buch beweist Dir, dass vegetarische Gerichte ein kulinarischer Gewinn sind. Aber auch vegan zu essen ist kein MUSS, sondern eine Option: Dafür erstelle ich gerade das Rezeptbuch **Berlin is(s)t VEGAN,** *köstlich speisen mit Sinn und Sinnlichkeit.* Nach Fertigstellung bei AMAZON und ***www.vegetarischerVersand.de*** *erhältlich.*

Phase III: Gewicht stabilisieren, Gewohnheiten manifestieren

Jetzt sind die Gewohnheiten „umgeschrieben" und müssen manifestiert werden, damit die EssSucht und der Sinn für ungesunde Essgewohnheiten Dir keinen Streich mehr spielen können und „Schlank für immer" ein Selbstverständnis geworden ist. **Es heißt jetzt: das neue Ernährungsprogramm fest einzubauen.** Die Zeit, in der Du achtsam sein musst, ist keinesfalls vorbei. Nun bist Du auf Dich alleine gestellt und musst Deinen Speiseplan nach der Trennkost selbst entwerfen. Bitte räume Dir jetzt noch einmal eine genauso lange Wegstrecke ein, wie Du bisher zum Erreichen Deines Zieles gegangen bist.

Hast Du bis hierhin zwei Jahre gebraucht, dann passe noch einmal zwei Jahre genau auf Dich auf, damit Du kleinen Rückfällen und der Esssucht nicht wiederholt nachgibst, sondern immer gleich zurückfindest auf den Pfad, für den Du Dich entschieden hast. Alte Gewohnheiten können sich fatalerweise wieder einschleichen und haben die Neigung, Dich zu überlisten, wenn sie die Chance dazu erhalten. Du benötigst also diese Zeit, damit Du künftig ganz sicher gefeit bist gegen Versuchungen, die Dir noch so manches Mal begegnen können, aber mit jedem Monat mehr ihre Schrecken verlieren. Lass Dich dabei unterstützen von meinem Buch: *MERIDIANKLOPFEN, nimm die Angst aus deinem Leben!* Das darin beschriebene Meridianklopfen kann Dir dabei helfen, standhaft zu bleiben und EssSucht und unguten Gewohnheiten die Stirn zu bieten. Erhältlich bei AMAZON und http://*www.vegetarischerVersand.de.*

Gesundes und schnelles Abnehmen
Nun beginnen wir also mit der gemeinsamen Arbeit.
Du lernst jetzt die TRENNKOST für gesundes Abnehmen kennen. Du kannst praktisch schon ab morgen danach leben. Ich habe hier auf umständliche, wissenschaftliche Erklärungsversuche verzichtet und beschränke mich in meinen Erläuterungen auf das Wesentliche und Praktische. Es soll an dieser Stelle auch zugegeben werden, dass in Sachen Ernährung nicht allzu viele „Nachweise und Beweise" gibt. Veröffentlichungen und Studien widersprechen einander derart, dass in diesem Fall eher Thesen und Meinungen wiedergegeben werden könnten. Von wissenschaftlicher Beweisführung kann also nicht die Rede sein. So bitte ich Dich um Dein Vertrauen in meine vieljährigen Erfahrungen mit unzähligen Anwendern.   Und verlass Dich auf Deine eigenen Erfahrungen, Deine eigenen Anschauungen und durchaus auch auf Deinen gesunden Menschenverstand. Wichtig ist, dass Du das Funktionsprinzip der Trennkost verstehst.

Du musst lediglich nachvollziehen können, dass die Trennkost den Verdauungstrakt entlastet und dadurch den gesamten Stoffwechsel beschleunigt und somit aktiviert.

Solltest Du für eine bestimmte Krankheit allerdings eine spezielle Ernährungsweise benötigen, so muss ich Dich auf begleitenden, ärztlichen Rat verweisen. Ich bin lediglich zuständig für die praktische Anwendung der Trennkost in Alltag, Familie, Beruf, Urlaub, bei Einladungen und in der Single-Küche und für gesundes und nachhaltiges Abnehmen. Vor allen Dingen will ich Dir behilflich sein, eine schlanke Linie und eine bessere Gesundheit zu erlangen und für immer zu behalten – ohne Frust und ewiges Auf und Ab.

Mit welchen Erfolgen ist während der Zeit der Gewichtsreduktion zu rechnen?

In dieser Zeit rate ich TeilnehmerInnen des Trennkost Konzeptes, ihr Tagesprogramm mit den von mir vorgeschlagenen ca. 1100 kcal. pro Tag zu bestreiten. Denn Wunder gibt es auch bei meinem Trennkost-Konzept nicht. Dennoch wirst Du das *Wunder* erleben, dass Du kaum Hunger erleiden musst und so zügig abnehmen kannst, wie man es sonst nur bei totalem Essensentzug kennt. Diesmal aber ganz ohne Kräfteverlust und, bei guter Laune und bester Gesundheit. Ja, Du wirst Dich spätestens nach einigen Wochen so wohl fühlen, wie schon lange nicht mehr. Putzmunter! Eben fit wie ein Turnschuh!

Die Garantie für einen überwältigenden Erfolg beim zügigen Abnehmen hast Du selbst in der Hand durch Deinen Entschluss, vorbehaltlos mitzumachen und Dich an meine bewährten Vorgaben , die zig Male ausprobiert sind, zu halten.

Und wie sieht es nun mit der Schlankheit für immer aus? Wer heute mit den Pfunden kämpft, muss sich im Klaren darüber sein, dass er ein Leben lang auf sein Gewicht achten muss. Das braucht im Rahmen der Trennkost beileibe nicht mit Verzicht verbunden zu sein. Zunehmen hingegen kann man im Rahmen der Trennkost nur dann, wenn man *Fett* und *konzentrierte Kohlenhydrate* (Zucker, Getreideprodukte, Kartoffeln), über das empfohlene Maß hinaus zu sich nimmt.

Beide Nahrungsgruppen müssen für immer l i m i t i e r t bleiben! Nur so ist ein Erfolg für immer gewährleistet.

Wenn noch dazu die *yangwertigen (siehe Übersicht in Artikel einige Seiten weiter)* Nahrungsmittel einen wichtigeren Stellenwert im Speiseplan erhalten, dann kommt es erfahrungsgemäß auch nicht mehr zu EssSucht, den so gefürchteten „Fressattacken", die in der Vergangenheit todsicher zur Gewichtszunahme geführt haben.

Nur ein wenig Umdenken ist also erforderlich, ein Neuordnen der althergebrachten Gewohnheiten. Sicher wirst auch Du bald zu den vielen Anwendern der Trennkost gehören, die da sagen: „Hätte ich die Trennkost und das Konzept von Ingrid Schlieske früher kennen gelernt, ich hätte mir alle anderen Diätversuche ersparen können. Ich habe mich selten vorher so wohl gefühlt!"

Erfolgsgarantie
Jawohl, ich bin so kühn, Dir den Erfolg tatsächlich zu GARANTIEREN: Ich garantiere Dir, dass Du mit einer besseren Ernährung Deine Gesundheit unterstützen kannst und dass Du mit Hilfe meines *3-Phasenkonzeptes* nicht mehr zunimmst.

Freilich ist dafür die Anwendung des Konzeptes die Voraussetzung. Wenn Du eine Wunde hast, die mit einer Salbe geheilt werden soll, funktioniert das ja auch nur, wenn die Salbe aufgetragen wird. Ist klar, oder?

Ich wünsche Dir nun viel Freude und Erfolg während unseres gemeinsamen Bemühens um das Erreichen Deines ureigenen, angestrebten Zieles. Meine Empfehlungen sind nur am Rande ernährungsphysiologische Ausführungen. Vielmehr sind sie rein praxisbezogen und rühren in allererster Linie aus meinen unzähligen Erfahrungen mit Kurgästen und Seminarteilnehmern her. In keinem Fall will und kann ich einen medizinischen Rat geben. Bei Krankheiten muss ein Arzt konsultiert werden. Dies gilt auch bei krankhaftem Übergewicht. Sicherlich kannst Du dann, auf entsprechendes Befragenden des behandelnden Arztes, parallel zu einer verordneten Therapie, die Trennkost zur gesunden Gewichtsreduktion anwenden, wenn diese erforderlich ist.

Weshalb die Trennkost eine Gesundheitskost ist
Die angestrebte Verdauung verläuft durchschnittlich innerhalb von 12- 24 Stunden, statt, wie bei der Mischkost bis zu 72 Stunden und länger zu dauern

Der weit verbreitete Irrtum in Bezug auf die Trennkost beruht darauf, dass immer davon gesprochen wird, dass Eiweiß und Kohlenhydrate nicht gemeinsam verdaut werden können. Das stimmt so nicht. Das ist grundsätzlich falsch verstanden, falsch zitiert worden. Der Körper ist durchaus in der Lage diese Verdauungsvorgänge parallel auszuführen. *Die empfohlene Trennung der Speisen bezieht sich auf die VOR-Verdauung. Hier finden unterschiedliche Verdauungsvorgänge statt, die einander in ihrer Funktion behindern.*

Der menschliche Körper praktiziert ohnehin eine Art von Trennkost. Dies, weil er Eiweiß und Kohlenhydrate nicht zur gleichen Zeit *VOR-verdauen* kann. Die *Eiweiß-VOR-verdauung* bedarf der Säure (Magensäure) und die *Kohlenhydrat VOR-verdauung* der Lauge oder Base (Speichelamylase). Säure und Basen vermischt, neutralisieren sich gegenseitig. Somit kann dann keine chemische Reaktion, also auch keine ordnungsgemäße Verdauung stattfinden. Deswegen hat die Natur für die notwendigen unterschiedlichen Verdauungsschritte verschiedene Stationen eingerichtet. So beginnt die Verdauung tatsächlich bereits mit dem Blick auf den Teller oder mit der bloßen Vorstellung, der Phantasie.

Eiweiß-VOR-Verdauung: Bei Verzehr von Proteinen werden im Magen die entsprechenden Enzyme und die nötigen Mengen Magensaft bereitgestellt, um die *Eiweißnahrung* zu empfangen und dort *vor-zu-verdauen*. Der so aufbereitete Eiweißbrei wird dann schubweise in den Zwölffingerdarm befördert und dort entsäuert. Die nunmehr erfolgende *alkalische* Weiterverdauung des Eiweißes kann optimal und ungestört ablaufen, um im Dünndarmbereich eine gute Resorption (Abgabe von Stoffen aus dem Nahrungsbrei) zu ermöglichen. Für die Proteinverdauung bildet sich im Mund nur ein dünner, schleimiger Speichel, der lediglich die Aufgabe hat, die gekaute Eiweißnahrung zu verflüssigen und ihr als Gleitmittel in den Magen zu dienen.

Kohlenhydrat-Vor-Verdauung: Ganz anders sieht es bei der Aufnahme von *konzentrierten Kohlenhydraten* aus. Dafür ist ein enzymreicher Speichel (Speichelamylase) erforderlich, mit dessen Hilfe die *Vor-Verdauung* bereits im Mund beginnt. Diese ist besonders wirksam, wenn durch ausreichendes Kauen dieser erforderliche „Lösungsspeichel" dafür gebildet werden kann. Der auf diese Weise gut *durchgespeichelte* Kohlenhydratbrei wird im Magen so lange weiter *vor-verdaut*, bis der

Magensaft den Speisebrei durchsäuert hat. Danach findet im Zwölffingerdarm die Weiterverwertung durch die passenden Verdauungssäfte statt, so dass er im Dünndarm zu Zucker und anderen Stoffen verarbeitet und resorbiert werden kann.

> *Der Magen ist also die <u>VOR</u>-Verdauungsstation für EIWEISS, der Mundraum ist die <u>VOR</u>-Verdauungsstation für KOHLENHYDRATE. Die eigentliche Verdauung findet erst im Zwölffingerdarm und dann weiter im Dünndarm statt.*

Mischkost verzögert die Verdauung: Wird der Körper mit *Mischkost* gefüttert, fängt das Dilemma schon im Mund an. Welcher Speichel soll nun gebildet werden? Gleitspeichel oder Lösungsspeichel? Die verschiedenen Nahrungsgruppen b e h i n d e r n sich gegenseitig. Die *<u>Vor</u>*-Verdauung von Kohlenhydraten kann nicht ungestört absolviert werden. Die unzulänglich *vor*-verdauten Kohlenhydrate kommen dann, vermischt mit Eiweiß in den Magen, wo die Magensäfte sich durch den viel zu umfangreichen Mischbrei arbeiten müssen, um ihre Zielgruppe, die Proteine, entsprechend *<u>vor</u>*-verdauen zu können. Es dauert also unnötig lange, bis der gesamte Brei ausreichend durchsäuert ist. Durch das zu lange Verbleiben im Magen kommen Kohlenhydrate, für die der Magen ja hauptsächlich als Durchgangsstation gedacht ist, leicht zur <u>Gärung und Eiweiß zur Fäulnis</u>. Verlässt der unzulänglich *vor*-verdaute Mischbrei nun endlich den Magen, so muss er im Zwölffingerdarm erst einmal neutralisiert werden, damit hier die Kohlenhydratverdauung, die so mangelhaft im Mund begonnen wurde und die Eiweißverdauung, die verzögert im Magen stattfand, annähernd effizient weitergeführt werden kann. Aber auch hier können die eingesetzten Enzyme für die Eiweißversorgung und die Enzyme für Kohlenhydratverdauung nicht in ihrer vorgesehenen Konzentration wirken, da sie sich durch die Vermischung wieder gegenseitig stören.

Die Verweildauer der Mischnahrung ist auch auf dieser Station in Zwölffingerdarm und Dünndarm deshalb über Gebühr verlängert. Eiweiß und Kohlenhydrate, nebeneinander zu Fäulnis und Gärung gekommen, entwickeln im Dünndarm Toxine, also Giftstoffe. Diese können durch die Dünndarmwand in Blut- und Lymphbahnen gelangen.

Auch die Fettverdauung erfolgt oft nicht vollständig und optimal: Durch die heutzutage praktizierte sehr vermischte Kost ist die von der Natur zügig vorgesehene Verdauung in ihrem Ablauf behindert. Sie braucht für ihre Verdauungsschritte oftmals die

d r e i f a c h e Zeit. Die dadurch provozierte Gärung von Kohlenhydraten und Fäulnis von Eiweiß verursachen im Körper gesundheitliche Schäden, die häufig zu chronischen Krankheiten führen. Diese nennt man heute gerne *Zivilisationskrankheiten*.
Bei richtiger Kombination der Nahrung und zügigem Ablauf der Verdauung kommt es fast gar nicht zu diesen negativen gesundheitlichen Auswirkungen.

Entlastung und Beschleunigung der Verdauung: die Trennkost entlastet die Verdauungsorgane durch Zuordnen der Lebensmittel zu Nahrungsgruppen, die sich insbesondere bei der **Vor-**Verdauung nicht gegenseitig behindern und eine zügige Verdauung ermöglichen. Diese benötigt dann nur 12 bis 24 Stunden, im Gegensatz zu Mischnahrung die bis zur vollständigernEntsorgung bis zu 72 Stunden und länger im Körper verbleibt.
Aus dieser kurzen Verweildauer erklärt sich die positive Wirkung der Trennkost.

Tabelle zur VOLLWERTIGEN TRENNKOST

Die Lebensmittel in den beiden „BERGEN Eiweiß und Kohlenhydrat"" werden nicht miteinander kombiniert.
Empfohlener Zeitabstand 4 Stunden. Dazwischen ggf. Produkte aus dem „Neutralen Berg, dessen Inhalt zu jeder Zeit in jeder Kombination konsumiert werden kann. "

EIWEISSBERG:	NEUTRALER Berg	KOHLENHYDRAT-BERG:
Fisch, Fleisch, Eier, Käse, Milch, Sojabohnen und Sojaprodukte, Obst mit Säureanteil, Früchte getrocknet, Obstsaft ohne Zucker, Wein und	*Frischmilchprodukte*: Quark, Joghurt, Kefir, Dickmilch, süße Sahne, saure Sahne, Crème fraîche, Frischkäse, Schafskäse, Mozzarella, frischer Ziegenkäse. *Käse*: alle Sorten mit mindestens 60% in Tr.. *Salate und Gemüse:*	Getreide mit Brot, Nudeln, Reis , Kartoffeln, Zucker mit allen Süßigkeiten, Bananen, Dattel, Feigen,

Sekt, Kichererbsenmehl, Früchtetee, Essig, Senf, Tomate gekocht, Saitan	alle Sorten, die nicht in den beiden anderen Bergen genannt sind. *Fette*: Butter, Öl, Schmalz, Margarine, Speck (Fett max. täglich 70 g). *Gewürze*: und Sojasoße und alle Küchenkräuter. *Eigelb*: nur ohne Eiweiß neutral. *Pilze*: Alle Sorten *Alle Ölfrüchte und Saaten:* Avocado, Oliven, Leinsamen, Sesam, Kürbiskerne, alle Nüsse außer Erdnüsse (diese sind Hülsenfrüchte). *Roher Fisch*: Räucherlachs, Matjes, Sardellen, Kaviar, in Sushi. *Rohes Fleisch*: Mett, Tartar, Mettwurst, Salami, Teewurst, Cervelatwurst, roher Schinken, luftgetrocknete Wurstsorten oder Fleischsorten. *Tofu*: Tofuwürstchen, eingeleger Tofu, Tofuleberwurst. Tofu ist Sojakäse (durch Gerinnung gewonnen). *Rohe Tomaten*: in kleinen Mengen als Garnitur oder im Salat als neutral zu betrachten. *Honig*: in kleinen Mengen als neutral zu betrachten. Hat zu 70% Invertzucker, dieser benötigt keine Produktion von Insulin. *Kaffee*, *Tee*: Bohnenkaffee, Getreidekaffee, Kräutertee, Ingwertee, Schwarzer Tee,	Schwarzwurzeln, Sirupsorten, Bier
Obst gehört zur Eiweißzeit, weil es Fruchtzucker und Fruchtsäure enthält und somit gemeinsam mit Eiweißprodukten verdaut werden kann.		*Der Kohlenhydratberg wird auch Gefahrenberg genannt.*
Empfehlung: Sojaprodukte und Tofu sind erhältlich bei: http://www.vegetarischerversand.de		*Hier sitzen die Dickmacher, Schlappmacher, Suchtauslöser.* *Alle Nahrung aus diesem Berg sollte l e b e n s l a n g l i m i t i e r t bleiben*

	Grüner Tee. *Weiße Schnäpse*: braune nur in kleinen Mengen. *Gelatine*: tierischer oder pflanzlicher Herkunft, Agar Agar. *Johannisbrotkernmehl. Sprossen, Keime, Kleie. Rosinen*: und Korinthen als einzige Trockenfrüchte. *Milchgesäuertes*: Sauerkraut, Rote Beete, Sellerie, grüne Bohnen u.a.	

Der „Neutrale Berg" wird von uns auch „Trostberg" genannt. Er ist nicht nur mit den beiden anderen Bergen innerhalb einer Mahlzeit kombinierbar, sondern unterliegt keinen Zeitabständen zu den vorherigen oder den folgenden Mahlzeiten.

Das Säure-Basen-Gleichgewicht
Das Säuren-Basen-Gleichgewicht im Körper wird durch Trennkost reguliert

Das Säure-Basen-Verhältnis im menschlichen Blut ist ausschlaggebend für unser Wohlbefinden.

„Ich bin sauer!" Ohne es zu wissen, geben wir damit Auskunft über die chemische Befindlichkeit in unserem Körper. Und das ist tatsächlich wortwörtlich aufzufassen.

Der pH-Wert bezeichnet den sauren oder basischen Zustand einer Flüssigkeit. ***PH-Wert 7 ist NEUTRAL.*** Werte darunter sind umso saurer, je weiter der PH-Wert Richtung Null geht und umso basischer, je mehr der PH-Wert über 7 steigt. In der heutigen Medizin gilt es als bewiesen, dass zahlreiche „moderne Krankheiten" die direkte Folge der Übersäuerung in unseres Blutes sind. Diese ist bei den meisten Menschen heutzutage die Regel. Die krankhafte Form der Übersäuerung heißt *Azidose,* die von Basen (selten) *Alkalose.*

Unser Blut, unsere Zellen, sollen einen pH-Wert von 7,38 bis 7,41 aufweisen. Die Stoffwechselvorgänge erfordern dieses leicht basische Milieu. Werte, die darunter liegen, zum Beispiel unter 7,35, sind bereits Hinweis auf eine Übersäuerung.

Säuren oder Basen entstehen im Körper als Endprodukte des Stoffwechsels. Die Stoffwechsel-Gewebesäure lähmt zum einen die Gefäßmuskeln. Dadurch sinkt der Blutdruck vor den Kapillaren, den kleinsten Blutgefäßen, durch die das Blut gepumpt wird. Zum anderen versteifen sich in saurem Milieu die roten Blutkörperchen, die Erythrozyten. Diese sind als Träger von Sauerstoff normalerweise leicht verformbar und „schlüpfen" mühelos durch Kapillaren, die einen geringeren Durchmesser haben als sie selbst.

Bei Versteifung der roten Blutkörperchen , kann es zu einem „Stau" und somit zu einer Unterversorgung mit Sauerstoff kommen.
Daraus erklärt sich, dass bei Übersäuerung Müdigkeit und Antriebsarmut, die Folge sein können.

Bei dem gesamten Vorgang können außerdem die Wände der Kapillaren unter Versorgungsnot rau werden, aufquellen und großporig werden. Dadurch kann Blutwasser und Eiweiß ins Gewebe ausfließen, woraus sich vielerlei gesundheitliche Probleme ergeben können. All dies führt zu einem immer saurer werdenden Organismus. Dieser wehrt sich durch vermehrte Bildung von roten Blutkörperchen, um zusätzlich Sauerstoff aufzunehmen. Dies kann zur Zusammenballung der roten Blutkörperchen führen, mit der Folge des hohen Blutdrucks.

Vielfach wird von der Schulmedizin die Auffassung vertreten, dass der Säurezustand problemlos im gesunden Körper „abgepuffert" werden kann. Das ist so nicht richtig. Tatsächlich herrscht nur <u>im großen Adernsystem ein gleichbleibender pH-Wert</u>. Um den zu erreichen, muss die überflüssige Säure im Gewebeblut (in den Kapillaren) eingelagert werden, wo es zu der beschriebenen Säuresituation kommt.

Der heutige Mensch ist chronisch von der durch ihn selbst produzierten Säure in seiner Gesundheit bedroht.

Es kann nicht mehr davon ausgegangen werden, dass alleine durch vollwertige Nahrung das Säuren-Basen-Gleichgewicht erhalten werden kann. Dieses jedoch ist unerlässlich für den ungestörten, gesunden Ablauf der Organfunktionen. Um eine wirkungsvolle Gesundheits-Strategie entwickeln zu können, muss man sich vor Augen führen, wodurch Säuren im Organismus gebildet werden. Zuviel Säure im Körper verkürzt das Leben.

Hier sind die besten Tipps gegen die Übersäuerung des Körpers:

Reichlicher Verzehr *basenbildender Kost* wie Obst, Gemüse, Salat, Soja.
Verzehr von Nahrungsmitteln, die möglichst *wenig mit Umweltgiften* belastet sind. (Eigenanbau, Biobauer, Bioladen, Reformhaus).
Limitieren von konzentriertem *Eiweiß* und konzentrierten *Kohlenhydraten*.
Meiden von Stress und Angstsituationen.
Stabilisieren der Gemütslage durch Übungen wie Autogenes Training, Affirmation, Meditation, regelmäßiger Aufenthalt in möglichst unbelasteter Natur zur *Sauerstoffaufnahme*.
Sorgfältiges *Abatmen* der Endprodukte des Stoffwechsels (Kohlendioxyde).
Zusätzliche Einnahme von *Mineralstoffen* als Nahrungsergänzung (auch Schüsslersalze).
Äußere Anwendungen mit *kaltem Wasser* (Duschen, Kneipp).
Körperliche *Bewegung* (Gymnastik, Schwimmen, Fahrrad fahren, Yoga).
Belastung der Muskeln mit Schonung der Gelenke durch zum Beispiel Gartenarbeit, gemäßigte Schwerarbeit.
Gemäßigtes *Fitnesstraining*, Hanteltraining.
Medikamenteneinnahme auf ihre zwingende Notwendigkeit überprüfen und ggf. *Naturheilmittel* anwenden.

Die Trennkost ist ein guter Weg, um der Übersäuerung im Körper entgegen zu wirken.

Das Yin-Yang-Prinzip
Hierin findet sich der Knackpunkt für die EssSucht

Wie wir wissen, spielt in den asiatischen Ländern in allen Lebensbereichen die Harmonie, also die ausgeglichene Polarität, eine große Rolle. Diese drückt sich durch YIN und YANG aus.

Ernähren wir uns nach diesem Prinzip, so verschwinden viele Krankheiten und Süchte längerfristig ganz von selbst.

Es ist interessant zu erleben, wie unterschiedlich die Ernährungsgepflogenheiten in den südlichen Ländern im Gegensatz zu den unseren sind. Es ist kein Zufall, dass jeweils dort die passende Nahrung wächst.

Wir unterscheiden: *YANG* als das männliche Prinzip: heiß, trocken, salzig, bitter, gebacken, gekocht, getrocknet. *YIN* als das weibliche Prinzip: süß, sahnig, schmelzend, knackig, knusprend, frisch gebacken, flüssig, kalt, duftend

---

Für Menschen in südlichen (heißen, trockenen) Ländern, ist vorwiegend Yin Nahrung vorgesehen, die dort den mäßigenden Ausgleich (Temperatur und Temperament) schafft. In unseren kühlen Regionen, ist eher das anregende Yang angebracht.

So ist auch über die Ernährung eine ausgeglichene Polarität anzustreben.

Wir in unseren Gefilden haben uns jedoch angewöhnt, *vorwiegend yin betont* zu essen, obwohl das von der Natur so nicht vorgesehen ist. Viele Stoffwechselstörungen resultieren aus diesem Ungleichgewicht. Durch die richtige Essenszusammenstellung ließe sich ein Gleichgewicht weitgehend wieder herstellen. Ich will hier nicht auf den makrobiotischen Hintergrund dieser Lehre eingehen. Für meinen aktuellen Weg genügt es, auf die Erkenntnisse aus dieser tausende von Jahren alten Esskultur in unserem Sinne zurückgreifen zu können.

Probiere es bitte aus. Du wirst das Wunder erleben, dass Müdigkeit, Gereiztheit, Nervenanspannungen und Esssucht nach wenigen Wochen gemindert sind oder ganz verschwinden.

Dies bezieht sich auch oft auf Entzündungen, sowie Muskelschmerzen, Glieder- und Gelenkschmerzen. *Wie???* Einfach beim Einkaufen und der Zusammenstellung der Mahlzeiten, die Liste der YANG-Lebensmittel, berücksichtigen, ihnen vorläufig den Vorrang geben, so lange, bis Yin und Yang sich wieder im Gleichgewicht befinden. YIN und YANG haben nichts mit Verboten zu tun, sondern mit Empfehlungen, die nach wenigen Wochen zu messbaren und spürbaren Ergebnissen führen. Die richtig verstandenen *Regeln der Trennkost* ermöglichen es, alle Erfordernisse einer ausgeglichenen Yin und Yang Ernährung zu berücksichtigen.

Wissenswertes bezüglich einer empfohlenen Yin-Yang-Zuordnung:
Getreide: Vollwertiges Getreide ist ausgeglichen in Yin und Yang, aber leider ein starker Säurebildner. Es muss ausreichend gekaut werden, damit durch Speichelamylase die Vorverdauung gewährleistet ist. Die Speicheldrüsen können jedoch nur eine begrenzte Menge der für die Vorverdauung notwendigen Enzyme pro Mahlzeit produzieren. Getreide beinhaltet zwar wertvolle Substanzen und ist durchaus empfehlenswert, muss aber aus oben genanntem Grund in der Menge limitiert werden. Außerdem wird bei übermäßigem Verzehr durch *Phytinsäure*, die sich ausgerechnet in den vollwertigen Rand-Schichten des Getreides befindet, die Mineral-Verwertung im Körper behindert.

Milch und Milchprodukte: Sie sind insgesamt nach meinen Erkenntnissen nur eingeschränkt empfehlenswert. Besonders Rheumatiker und Allergiker vertragen Milchprodukte oft nicht so gut. Da sie jedoch als Calciumlieferant, eine positive Funktion haben, sollten sie bei Verträglichkeit mäßig konsumiert und sonst weitgehend durch Soja und Sojaprodukte, sowie andere kalziumhaltiges Gemüse und durch Nüsse ersetzt werden.

Yin und Yang sind die Schlüssel gegen die Esssucht. Yin und Yang sind nach meinen Forschungsergebnissen und Erfahrungen der wichtigste Fakt, um die Esssucht in den Griff zu bekommen. Ich beziehe mich auf die von mir veröffentlichte Liste über die Yin und Yang Zuordnung frei nach Oshawa:

Wer sich über einen längeren Zeitraum danach richtet, hat erfahren können, dass ausschließlich die Yin-Seite die esssuchtfördernden Substanzen enthält.

2

Die Nahrungsmittel aus dieser Seite sind es, die zum unmäßigen Mehressen veranlassen und eine spürbare Sättigungsgrenze für den essgestörten Menschen nicht mehr zulassen. Wer sich hingegen mehr an der Yang bei seiner Nahrungszusammenstellung orientiert, wird festgestellt haben, dass die Sättigung sehr schnell erreicht ist und auch keine größere Gier nach mehr und mehr Nahrung besteht.

Ich nehme Bezug auf die Yin und Yang Zuordnung, weil diese fernöstliche Philosophie, die für die Polarität in jedem Lebensbereich plädiert und die Harmonie nur in dessen ausgeglichenem Zustand sieht, dieses Selbstverständnis auch im Nahrungsbereich sieht. Vergleichend dazu zitiere ich die Aussagen der verstorbenen Kräuterfrau **Grete Flach** aus Büdingen (Hessen). Sie äußerte ganz ähnliche Ansichten. Grete Flach vertrat die Auffassung, dass ein Mensch nur gesund sein oder werden könne, wenn er sich bevorzugt an die Früchte, Gemüse und Salate der Region hält. An das nämlich, was die Schöpfung für die Bevölkerung dort hat wachsen lassen, wo sie auch lebt.

Da es in der Natur keine Unlogik gibt, muss man sich doch fragen, weshalb sie uns denn Jahreszeiten zugedacht hat? Und weshalb die Natur in den verschiedenen Zeiten des Jahreslaufes die unterschiedlichsten Gemüse-, Salat- und Fruchtsorten hat wachsen lassen und weshalb dies in anderen Ländern ganz anders aussieht. Darin liegt schon eine für unsere Gesundheit zuträgliche Faustregel:

Wenn Du Dich an die Nahrung hältst, die schon Deine Urväter zu sich genommen haben, bist Du ausreichend mit yangwertiger Nahrung versorgt, wie es von der Natur hierzulande für Dich vorgesehen ist. Südlichen Gefilden hingegen werden der Yang-Seite zugeordnet.

Das Prinzip der unterschiedlichen Zuordnung ergibt sich also weitgehend aus der Lebensregion. Dort ist es heiß, trocken, salzig (Meer). Das wird durch **kühlendes Yin ausgeglichen**: saftig, kalt, flüssig, süß, schmelzend, duftend. Dort sind also die Südfrüchte, Melonen, Nachtschattengewächse angebracht. Sie erfrischen, beruhigen, mäßigen, „verbrennen" aber nur mäßig, heizen nicht ein bei der Verstoffwechselung.

In unseren Breiten hingegen, herrscht eine Yin-Athmosphäre.

Es ist feucht und kühl. Hier muss Yang den Ausgleich schaffen: es sollen also bevorzugt die Früchte und das Gemüse der Region verzehrt werden, die durch Yang reichlich einheizen (verbrennen), somit Energie liefern wie Kohl, Karotten, Rettich, Endivien. Wohlgemerkt spielen hier nicht Verbote eine Rolle, sondern Empfehlungen, die für einen Ausgleich der Vernunft sorgen. Wer in der Winterzeit zu Vitaminspendern aus Südfrüchten greift, sollte als „yangiges Gegengewicht" dazu seinen Speiseplan mit Kohl, Kohlrabi, Karotten, Lauch, Sellerie u. a. anreichern.

Ein weiterer wichtiger Fakt ist, dass wir heute die „Genussmittel" zu unserer täglichen Nahrung erhoben haben. Das, was in früheren Jahren lediglich in winzigen Mengen als Krönung des Mahls zur Verfügung stand, wird bei uns oftmals in riesigen Mengen als Hauptmahlzeit verzehrt. Bei diesen bevorzugten Nahrungsmitteln handelt es sich fast ausschließlich um Yin Nahrung, wie aus der Tabelle zu entnehmen ist.

Gehe zum Einkaufen mit Überlegung und unbedingt mit einem Einkaufszettel.

Vermeide es also, die Dinge zu kaufen, von denen Du genau weißt, dass sie den „Teufelskreis der Yin Nahrung und der Esssucht einläuten". Sie sollten gelegentlicher Genuss bleiben und vom täglichen Küchenzettel verbannt sein.

Dein Körper signalisiert Dir bestimmte Bedürfnisse. Versuche diese zuallererst aus der Yang Liste zu befriedigen. Du wirst sehen, immer weniger richtet sich dann Deine Sehnsucht auf die Yin Tröster. Du wirst satt und die Nahrung „verbrennt" schneller. Wenn Du Dich entschließt, statt des täglichen „süßen" Desserts, Dir morgens schon ein Schraubglas mit verzehrfertig, geschnittenem Gemüse der Yangliste bereitzustellen, dann wirst Du sehen, dass Du spielend und ganz ohne Heißhunger Dein Ziel erreichst und Dich so wohl und gesund fühlst, wie seit Jahren nicht.

Ich nenne diese geniale Hilfe das ZAUBERGLAS - mit dessen Hilfe ist es viel leichter, Hunger und Esssucht hinter sich zu lassen.

Das Zauberglas besteht aus mundgerecht geschnittenem rohem Gemüse, bevorzugt aus unserer Region, wenn man abnehmen will.

Wohlgemerkt haben auch die Gemüsesorten Paprikaschoten und Zucchini eine basenbildende Wirkung und eigenen sich nach der Zeit der Gewichtsreduktion für das tägliche Zauberglas.

YIN und YANG-Auflistung

Yangwertige Lebensmittel:
Gemüse, Salat Blumenkohl, Broccoli, Chicorée, Endivie, Feldsalat, Fenchel, grüne Bohnen, Grünkohl, Ingwerwurzel, Karotte, Knoblauch, Kohlrabi, Lauch, Löwenzahn, Radieschen, Rettich, Rotkohl, Schwarzwurzel, Sellerie, Spinat, Topinambur, Weißkohl, Wirsingkohl, Zwiebel.

Früchte Äpfel (einheimische), Aprikosen, Beeren, Kirschen, Nektarinen, Pflaumen, Pfirsiche.

Fette Pflanzenöle, Nussöle, Saatenöle

Getränke Getreidekaffee, Grüner Tee, Kräutertee.

Vegetarisches Eiweiß Azukibohnen, Kichererbsen, Kichererbsenmehl, Kürbiskerne, Mungbohnen, Sesam, Soja/Tofu, Sonnenblumenkerne, Saaten, Nüsse, Sojajoghurt, Sojasahne

Fleisch: Geflügel, Rind, Wild, besonders lufgetrocknet.

Fisch Hecht, Hering, Kaviar/Rogen, Kleinfische, Krabben, Lachs, Makrele, Thunfisch.

Milchprodukte Ziegenkäse, Roquefort, Camembert, Schweizer Käse, Quark, Buttermilch

Yinwertige Lebensmittel:
Gemüse und Salat Artischocke, Aubergine, grüne Erbsen, Eisbergsalat, Gurke, Kartoffeln, Kopfsalat, junger Mais, Spargel, Tomaten.

Früchte Ananas, Banane, Birne, Datteln, frische Feigen, Melone, Orangen, Pampelmuse, Papaya, Weintrauben, Zitrone.

Süßmittel Süßstroffe (extrem), Honig, Sirup, Zucker, Fruchtzucker, Palmblütenzucker.

Getränke Bier, Bohnenkaffee, Säfte, Tee, Wasser, Wein, Sekt.

Vegetarische Fette Gehärtete Fette, Pflanzenmargarine.

Fortsetzung Folgeseite

Vegetarisches Eiweiß Haselnüsse, Kokosnüsse, Leinsamen, Paranüsse, Pinienkerne, Walnüsse.
Fleisch: Schweinefleisch.
Tierfette: Rindertalg, Sahne, Sauerrahmbutter, Süßrahmbutter, Schweineschmalz, Speck.
Fisch: Aal, Austern, Tintenfisch.
Milchprodukte: Joghurt, Kefir, Milch, saure Milch, Saure Sahne

Anmerkung: Frischmilchprodukte sind Träger von wertvollen Milchsäurebakterien, deshalb bedingt empfehlenswert.

Wichtige Information: Die Yin und Yang Liste stellt keine Bewertung dar. Es geht einzig darum, zu einem gesunden Gleichgewicht zurückzufinden. In der Zeit der Gewichtsreduktion sollte die Yin-Nahrung deutlich eingeschränkt werden, um der Esssucht zu begegnen. Das heißt nicht, dass man sich ausschließlich aus der Yang-Seite ernähren sollte. Wenn das angestrebte Ziel erreicht ist, achte man auf Ausgewogenheit.

Das bedeutet, dass Yin und Yang langfristig die gleiche Wertung bei der Nahrungzusammenstellung erfahren. Hier geht es um Harmonie und um Ergänzung, wie insgesamt bei den Begriffen Yin und Yang.

Grundnahrungsmittel Brot, wertvoll, aber nicht zuviel davon!

Für unsere Vorfahren war Brot, neben Kartoffeln und viel Gemüse, das Hauptnahrungsmittel.

Das Getreidekorn kann man durchaus als kleines Kraftpaket bezeichnen. Seine Inhaltsstoffe sind ausgewogen und bestehen aus wertvollen Kohlenhydraten. Daneben hat das Getreidekorn 8 bis 12 Prozent kostbarsten Eiweißes. Auch reichlich Enzyme, Vitamine und Mineralien zeichnen das volle Korn aus. Nicht zu vergessen sind die Ballaststoffe, Quellstoffe und Faserstoffe, die für eine adäquate Entsorgung der Stoffwechselrückstände im Verdauungstrakt sorgen, nicht zuletzt auch durch die Stimulanz der Peristaltik, dem Fortbewegungsdrang, des Darmes.

Wohlbemerkt sprechen wir hier vom Wert des vollen Korns. Das muss nicht ganze Körner enthalten, sondern kann auch durchaus fein vermahlen sein.

Das wertvolle, volle Korn jedoch ist in dem Brot vieler Supermärkten und Bäckereiketten oftmals nicht mehr enthalten.

In der industriellen Verarbeitung vermeidet man das schnelle Verderben des Mehls dadurch, dass die Keimschichten und Randschichten des Getreidekorns entfernt werden. Aber auch ein Hitzeprozess würde einen Teil dieser, für eine lukrative Verarbeitung nötigen Einflüsse, unwirksam machen. Es versteht sich deshalb von selbst, dass man danach trachten sollte, wirklich vollwertiges Getreide zu sich zu nehmen. Dies ist allerdings gar nicht so einfach.

Der Gesetzgeber erlaubt die Bezeichnung „Vollkornbrot- und Brötchen" bereits unter der Bedingung, dass zum Beispiel Vollkornbrot neunzig Prozent des vollen Kornes enthält. Dabei können jedoch die wichtigsten Teile, wie Keim und Kleie bereits entfernt sein.

Beim Vollkornbrötchen kann es noch dramatischer aussehen. Bereits ein Anteil von nur dreißig Prozent Vollkornmehl reicht aus, um ein Vollkornbrötchen als solches deklarieren zu dürfen.

Damit die Industrie noch dazu kostengünstig produzieren kann, ist von natürlicher Backweise oft keine Rede mehr.

Da alles in aufwendigen Backstraßen produziert wird, ist die Industrie davon abhängig, dass die verarbeiteten Mehle und Teige gleichbleibende Konsistenz und Verarbeitungs-qualität aufweisen. Dies jedoch ist bei natürlichen Produkten, wie Vollkornmehl und Schrot, eben nicht zu garantieren.

So hilft sich die Industrie oft mit der Zugabe von sogenannten Backmitteln. Damit sichert man die Lockerheit und Verarbeitbarkeit des Gebäcks. Es lassen sich eine schönere Krume, eine gute Farbe und eine gleichbleibende Kruste erzielen.

Ein wirklich gutes Brot aber ist von einer etwa zwanzigstündigen Sauerteigführung abhängig. Es entwickelt sich dabei ein intensives, natürliches Aroma und eine gute Verdaubarkeit ist gegeben.

Außerdem wird durch den Sauerteig die schädliche <u>Phytinsäure</u> unwirksam gemacht, die eine Mineralaufnahme im Körper behindert.

In der Industrie jedoch ist Zeit Geld. So gibt man entsprechende „Kunstmittel" hinzu, die den gesamten Vorgang auf ca. 60 Minuten abkürzen. Logisch also, dass vom ursprünglichen Aroma nicht mehr viel übrig bleiben kann. Mit Hilfe solcher Backmittel gelingt es der Industrie, auf der Basis von nur zehn Grundteigen tatsächlich mehr als dreihundert Brotsorten anzubieten!

Aber ich rede hier nicht nur von der Industrie. Auch viele Bäckermeister von nebenan sehen sich gezwungen, rentabel zu arbeiten: weil die Brotpreise der nahegelegenen Einkaufszentren drücken. So lassen sich viele Bäcker die Fertigmehlmischungen anliefern, mit denen sie die verschiedenen Brotsorten und Gebäcke fertigen. Dies zum großen Teil, ohne die tatsächlichen Inhaltsstoffe zu kennen. Es gilt als erwiesen, dass über hundert verschiedene Stoffe und Chemikalien verwendet werden können, um ein „geschöntes" Brot zu produzieren. Da spricht man sogar von Stoffen, die aus chinesischem Menschenhaar oder Schweineborsten gewonnen werden (das ist hoffentlich nur ein Gerücht....!).

Viele der verwendeten Stoffe sind für den natürlichen Kreislauf nicht vorgesehen. Sie sind eher eine Belastung für die Umwelt und für den Stoffwechsel des Menschen sowieso.

Dass sich auf diese Weise Allergien entwickeln, verwundert nicht.

Wir müssen uns in vieler Hinsicht auf alte Werte besinnen. Dies ist eine Notwendigkeit, wenn wir gesund leben und unseren Kindern und Kindeskindern eine lebenswerte Zukunft sichern wollen. Unsere Gesundheitssituation sieht derzeit so aus, dass wir mit Riesenschritten einer Vielzahl von chronischen Krankheiten entgegengehen. Dies ließe sich durchaus durch eine Umkehr der Essgewohnheiten und Lebensgewohnheiten vermeiden oder zumindest mildern. Das (wirklich) vollwertige Brot könnte ein wichtiger Beitrag dazu sein! Deshalb ist es empfehlenswert, ausschließlich bei einem Bäcker unseres Vertrauens einzukaufen. Ein gutes Brot kann kein Billigbrot sein. Da wir jedoch gehalten sind, konzentrierte Kohlenhydrate zu limitieren, darf das Brot dann auch getrost etwas teurer sein.

Mein Tipp – Eiweißbrötchen

Damit Sie auf Brot nicht zu oft verzichten müssen, empfehle ich Eiweißbrötchen ohne Getreidemehl selbst zu backen. Aus einer Fertigmischung mit Kichererbsenmehl, Ballaststoffen mit vielen unverdaubaren Kohlenhydraten (diverse Kleiesorten und

Weizenkeimen), sowie etwas Trockenhefe und unterschiedlichen Saaten oder Nüssen, lassen sich unter Zugabe von einem Ei und etwas Buttermilch (Veganer nehmen statt Ei, Buttermilch und Quark, nur Sojamilch), 16-20 kleine Brötchen backen, die hervorragend in die Eiweißzeit der Trennkost passen und sich mit allem belegen lassen, was zur Kohlenhydratzeit nicht passt. Aufgebacken schmecken auch eingefrorene Eiweißbrötchen genauso gut, wie frisch aus dem Ofen.

Der gute Rat ist, immer eingefrorene Brötchen im Vorrat zu haben. Mischung erhältlich bei: http://*www.Vegetarischerversand.de*

Fette und Öle: Fett ist nicht gleich Fett, also ist Achtsamkeit angesagt

Es gibt verschiedene Fettarten oder Fettsäuren. *Gesättigte Fettsäuren* sind überwiegend in tierischen Fetten z. B. in Schmalz, Butter, aber auch in Kokosfett enthalten. *Ungesättigte Fettsäuren* sind überwiegend in pflanzlichen Fetten als *einfach ungesättigte* Fettsäuren z. B. in Olivenöl

Mehrfach ungesättigte Fettsäuren befinden sich z. B. in diversen Keimölen

Einfach und mehrfach ungesättigte Fettsäuren können vom Körper nicht synthetisiert (hergestellt) werden. Sie müssen immer mit der Nahrung aufgenommen werden. Sie sind somit essentiell und sind für die Körperfunktionen unerlässlich.

Die allgemeinen Aufgaben der Fette: Fette sind wichtige Energielieferanten, Träger der fettlöslichen Vitamine A, D, E, K. Bildung von Fettdepots, Speicherung von Nahrungsenergie, Wärmeschutz, Polsterfett, auch für die Organe

Spezielle Aufgaben der ungesättigten Fettsäuren: Aufbau verschiedener Hormone, Aufbau der Zellmembranen.

Empfehlung:

Reduktion der gesättigten Fettsäuren: Reduktion aller tierischen Fette. Diese sind zu limitieren wegen des hohen Gehaltes an Cholesterin und der nahezu nutzlosen gesättigten Fettsäuren. Diese veranlassen den Körper zu überschießender Cholesterinbildung. Cholesterin kann in Arterien abgelagert werden und zur sogenannten „Verkalkung" führen.

Zudem sind sie weitgehend Ursache von Übergewicht. Versteckte Fette sind z. B. in Schokolade (40 Prozent), in Kuchen (25 bis 30 Prozent), in Fertiggerichten, in Brotaufstrichen, in Süßspeisen, Milchzubereitungen.

Mehrfach <u>ungesättigten</u> Fettsäuren. Davon sollten mindestens 10 Gramm pro Tag konsumiert werden. Das sind 1 bis 2 Esslöffel Pflanzenöl. Sie sind außer in Ölen, auch in Nüssen, Sonnenblumenkernen und Weizenkeimen enthalten. Hochwertige Kaltpressöle mit einfach- und mehrfach ungesättigten Fettsäuren sind zum Beispiel in: *Distelöl, Sonnenblumenöl, Maiskeimöl, Sojaöl, Walnussöl, Weizenkeimöl, Olivenöl, Leinöl, Rapsöl,* *(genaue Anteile der Fettsäuren sind oftmals den Etiketten zu entnehmen).*

Öle aus Massenfertigung sind oft längst nicht so wertvoll, wie sie in der Regel deklariert und wie es bei vollwertigen Ölen wünschenswert ist. Durch Kaltpressung und schonende Herstellung hingegen bleiben die ursprünglichen Wertstoffe weitgehend erhalten.

Empfehlung: Jeden Tag einen Löffel Kaltpressöl! Speziell in Distel-, Weizenkeim-, Lein- und Sonnenblumenöl, ist reichlich Vitamin E enthalten (bei Kaltpressung, versteht sich).
Das schützt die Zellen vor schädlichen Umweltgiften, putzt die Adern aus und erhöht die Stabilität der roten Blutkörperchen. Rühre das Öl in unser Muntermachermüsli (Obstmüsli ohne Getreide), ins Dressing für knackige Salate oder ziehe es unter gedünstetes Gemüse. Nur bitte nicht erhitzen, sonst verliert es an Wert und es entstehen möglicherweise sogar giftige Substanzen, die im Verdacht stehen, Krebs zu verursachen.

    Mein Tipp: Eine leckere Schmalzstulle! Diese Schmalzsorten stehen geschmacklich den Traditionsrezepten mit Tierfetten keineswegs nach.
Schmalz, es ist kaum zu glauben: ein echtes Oma-Schmalz, jedoch nicht aus Tierfetten gemacht, sondern rein vegetarisch mit <u>Distelöl</u> und echter <u>Kakaobutter</u>, hmmmm! *Schmalz mediterran -* diese Schmalzsorte, mit <u>Olivenöl</u> und echter Kakaobutter, ist für Kenner und Liebhaber der Mittelmeerküche von mir kreiert. Mit Oliven und getrockneten Tomaten, ein vegetarisches und veganes Gedicht!
Erhältlich: Vegetarischer Onlineshop, http://*www.vegetarischerversand.de*

Milch, der vielgelobte Saft
„Vorsicht Milch!" - rufe ich allen Allergikern und Rheumatikern zu

Als Kind hatte ich gelernt: Milch ist gesund. Milch galt auch schon bei meinen Großeltern als wertvolles Nahrungsmittel mit wichtigen Inhaltsstoffen für die Gesundheit. Ich konnte gar nicht genug von diesem wertvollen Saft trinken. Diese Meinung hat sich bis ins Erwachsenenalter bei mir fortgesetzt. Dies, obwohl ich durch alle meine völlig neuen Lebensweisen und Ernährungsweisen, ganz tüchtig habe umdenken müssen in Bezug auf die Zusammenstellung meiner Nahrung. Was für Großmutter galt, muss heutzutage längst nicht mehr richtig sein. Ich muss auch in Betracht ziehen, dass meine Großeltern tatsächlich gar keine andere Wahl hatten, als mit Milch, Fett, Kartoffeln und Brot ihre Nahrung so kalorienreich zu gestalten, dass sie für ihre Schwerstarbeit genügend Kraft zur Verfügung hatten. Die Preise, gerade für Milch, Fleisch, Eier, Speck und Butter, verboten, gemessen am Einkommen, von alleine einen Überkonsum dieser Nahrungsmittel.
Milch, früher eine notwendige und wertvolle Bereicherung des Speisezettels, ist jedoch in jüngster Zeit kräftig in Verruf geraten.

So sieht man in der Kuhmilch und ihren Produkten, heute zum Beispiel, die mögliche Ursache für viele Allergien und Neurodermitis. Aber auch Rheumatiker reagieren offenbar oftmals allergisch auf den Konsum oder <u>Überkonsum</u> dieses Nahrungsmittels

Es ist offensichtlich das Übermaß von Fremd-Eiweiß, das die allergischen Reaktionen hervorruft. So gibt es vielfach spontane Heilerfolge oder zumindest Linderung bei Neurodermitis und Rheuma, wenn man Milch und Milchprodukte rigoros vom Speisezettel verbannt. Nach den Forschungsergebnissen kanadischer Wissenschaftler steht die *Milch sogar im Verdacht, bei der Entstehung des Jugendlichen Diabetes,* dem Diabetes Typ I, eine maßgebliche Rolle zu spielen.
Längst ist auch erwiesen, dass nur Kinder bis zum dritten Lebensjahr Milch bestimmungsgemäß verdauen können. Sie besitzen dazu die erforderlichen Enzyme. Diese Fähigkeit zur Resorption durch die Dünndarmwand, verliert sich nach dieser Zeit. Tatsächlich käst Milch im Erwachsenenmagen und kann dadurch die Verdauung insgesamt eher erschweren.

Soll nun auf Milch ganz verzichtet werden? Nee, ganz so rigoros muss das nicht gehandhabt werden. Da halte ich es mit Paracelsus, der da sagte: „Die Dosis macht's!"

Wir überfütterten Menschen haben in der Vergangenheit einfach übertrieben. Schuld daran waren zum großen Teil die sogenannten „Ernährungs-Päpste", die predigten, Kalzium sei nur über den Konsum von reichlich Milchprodukten für den Körper verfügbar. So kam es oftmals zu übersteigertem Verzehr von diesem Nahrungsmittel. Die Industrie hat schnell darauf reagiert und bietet ein zwischenzeitlich riesiges Sortiment von vorgeblich „lecker", zubereitetem Quark, Joghurt, Dickmilch und Milch an. Durch dabei verwendete Zucker, Dickungsmittel, Geschmacksverstärker, die eine heftig suchtauslösende Wirkung haben, wird gefuttert und geschlemmt.

Amerika ist das Land mit dem größten Milchproduktverzehr, auf der Welt. Es gibt dort eine unglaubliche Vielzahl von sehr unterschiedlichen Zubereitungen. Diese verlocken die Kunden zu immer größerem Konsum. *Schließlich macht Quark doch schlank! Die Amerikaner aber sind mit das dickste Volk der Welt!* Fastfood und Milchgetränke, Joghurtzubereitungen und Früchtequark, auch Eiscreme als Milchprodukt, sind eindeutig die Hauptursachen dafür.

Auch hierzulande werden Mütter durch das von der Industrie entdeckte Zauberwort „Wertvolle Milch" verführt. Es wird suggeriert, dass man seinem Kind mit Produkten aus Milch „etwas Gutes" tut. Auch dann, wenn durch industrielle Maßnahmen quasi nichts mehr an Wertstoffen aus der Milch vorhanden ist und der allerletzte Rest noch mit Mengen von Zucker versehen (praktisch vergiftet) ist.

Es gilt nun vor allen Dingen zu einem vernünftigen Maß zurückzufinden. Es sei darauf hingewiesen, dass es viele andere Nahrungsmittel gibt, die wertvolle Kalziumlieferanten sind, zum Beispiel Nüsse, Soja und diverse Gemüsesorten.

Die Sojabohne
Soja gilt weltweit als Anti-Aging-Nahrung Nr. 1

Soja besteht zu sehr hohem Anteil aus Rohproteinen. Der hohen Eiweißgehalt bietet somit eine wertvolle Nahrungsquelle für Mensch und Tier. Wir kennen folgende Sojaprodukte:

Sojabohnen zum Herstellen der Sojaprodukte
Soja-Mehl mit etwa 50 Prozent Eiweiß
Soja-Milch wird aus Sojabohnen gewonnen
Soja-Joghurt wird mit Hilfe von Meersalz aus Sojamilch gewonnen
Soja-Quark wird aus Sojajoghurt gewonnen
Soja-Sahne wird aus Sojamilch gewonnen
Tofu wird mit „Sojakäse" bezeichnet und aus Sojamilch gewonnen,
Sojafleisch mit einem Eiweiß Anteil von 50 bis 70 Prozent Eiweiß
Isolat mit 90% Sojaeiweiß-Gehalt
Sojaöl entsteht beim Herstellen von Sojamehl und Sojafleisch
Sojabohnen geröstet und aufgeschäumt, lecker gewürzt, als Knabber-Snacks
Mungbohnen, *Kichererbsen*, *Azukibohnen* als Verwandte der Sojabohne (Legominosen).

Die Wertschätzung von Soja und Tofu im asiatischen Raum ist mit dem Verzehren des täglichen Brotes im Abendland zu vergleichen. Als Fleisch vom Felde oder Fleisch ohne Knochen wird Soja bezeichnet. Dies aber ist, was den Eiweißgehalt betrifft, stark untertrieben.

Denn der durchschnittliche Eiweißgehalt des Fleisches liegt nur bei etwa 14% und erreicht damit nur ein Drittel des Eiweiß-Gehaltes der Sojabohne.

Der außerordentlich hohe ernährungsphysiologische Wert ist unbestritten. Die eindeutig bessere Gesundheit unzähliger Asiaten, deren Ernährungsgrundlage Sojaprodukte sind, ist der Beweis dafür!

Das Sojaöl ist reich an lebenswichtigen essentiellen Linolsäuren.

Für die von mir vertretene Ernährungslehre ist jedoch besonders bedeutungsvoll, dass Soja, im Gegensatz zu Fleisch, *basenüberschüssig* ist und der Übersäuerung entgegen wirkt..

Im Gegensatz zu Fleisch beinhaltet Soja wertvolle Kohlenhydrate. Diese bestehen fast ausschließlich aus **Ballaststoffen**, die praktisch nicht verwertbar sind. Sie dienen vielmehr in hohem Maße als Quellstoffe und Faserstoffe der Verdauungsunterstützung.

Das ist ein maßgeblicher Unterschied zu anderen Hülsenfrüchten, die bekanntlich große Mengen von Stärke enthalten. Soja ist zudem cholesterinfrei.

Soja in Familie und Alltag: Soja hat sich als wertvolles Nahrungsmittel in unseren Regionen bisher noch nicht recht durchgesetzt.

Überrascht registriert der Verbraucher jedoch, wenn er sich zu einer Kostprobe „durchgerungen" hat, dass Sojaprodukte genauso vielseitig in der Zubereitung einzusetzen und ebenso schmackhaft sein können wie Fleisch.

Nur sollte man nicht vergessen: es handelt sich hier um ein neues, ungewohntes Produkt, dessen Handhabung einem noch nicht geläufig ist und an das auch unser Verdauungstrakt sich gewöhnen muss, weil ihm die Kombination Eiweiß und Ballaststoffe ungewohnt ist. Dabei ist die Zubereitung von Soja kinderleicht. Denken wir jedoch einmal daran, wie abenteuerlich unsere ersten Fleisch-Brat-Versuche waren. Wie lange hat es gedauert, bis man in der Lage war, ein Rumpsteak zum Beispiel so zart zu braten, wie es sein sollte?

So nimm Dir also ein wenig Zeit, Dich an dieses neue Produkt auf Deinem Speiseplan zu gewöhnen. Deine Gesundheit, Dein Wohlbefinden werden es Dir danken.

Wenn Du Dich bei der Zubereitung genau an die empfohlene Rezepturen hältst, werden alle Gerichte gleich gelingen. Ein unbefangener Gast wird dann beispielsweise kaum einen Unterschied zu Fleischbuletten feststellen können.

Soja von exzellenter Qualität ist ein hochwertiger pflanzlicher Eiweißlieferant.
Es hat viele gesundheitsfördernde Eigenschaften, verbrennt im Organismus völlig schlackenfrei, wirkt in unserem Körper *basenbildend* und hilft dabei, körperliches Wohlbefinden, geistige Frische, neue Unternehmungslust und Entschlussfreudigkeit, zu erreichen.

Dies ganz im Gegensatz zu Fleisch und Wurst, die stark *säurebildend* sind und somit Müdigkeit, Phlegma, Entschlusslosigkeit und langsamem Denken, Vorschub leisten.

Darüber hinaus enthält Soja wertvolle Vitamine, Mineralien, Ballaststoffe und ist stark sättigend.

Die von mir empfohlenen Produkte sind aus verantwortungsvollem, kalifornischen Anbau, in schonendem, rückstandsarmen Verfahren gewonnen (Verfahren vergleichbar mit der konventionellen Speiseölgewinnung).

Für eine sättigende Mahlzeit werden nur etwa 25 g Sojafleisch benötigt.

Bei richtiger Zubereitung ist Soja in Geschmack und Konsistenz kaum von Fleischgerichten zu unterscheiden. Kein störender Nebengeschmack *bei dieser erstklassigen Qualität*.

Durch Quellen in heißem Wasser wird Soja beim Zubereiten zur vierfachen Menge, d. h. es ist in seiner Verwendung überaus ökonomisch.

Die von mir verwendeten Sojaprodukte:

Soja-Ragout, das ist ein helles Sojafleisch, das sich im Nu zubereiten lässt und so zart ist wie Geflügelfleisch.

Soja-Hack hat Hackfleischkonsistenz und ist für Füllungen, Soßen, Buletten etc. bestens geeignet

Soja-Schnetzel ist zart im Biss, dem Kalbfleisch sehr ähnlich. Als Geschnetzeltes mit Zwiebeln, Pilzen oder viel Gemüse.

Soja-Soße, diese wertvolle Würze passt zu Gemüse, Fleisch, Soßen, Suppen, Fleisch, vegetarischen Fleischzubereitungen.

Kichererbsenmehl verwende ich zum Andicken von Soßen und Suppen. Für Apfel-Crêpes, zum Binden von Hackfleisch in der Trennkost: also zur Eiweißzeit.

Kichererbsennudeln Bandnudeln und Reisnudeln ohne Getreidemehl eignen sich hervorragend als Beilage.

Azukibohnen Geschmacklich nehmen sie den allerersten Platz unter den Hülsenfrüchten ein. Hoher Eiweiß- und Vitaminanteil.

Mungbohnen Diese besonders aromatische Bohne hat einen sehr hohen Vitamingehalt. Köstlich als Eintopf, mit Karotten, Sellerie, Lauch, Kürbis etc.

Alles *erhältlich im: Vegetarischen Onlineshop, http://www.vegetarischerversand.de*

Mein Tipp: Soja - das Fleisch vom Felde. SOJA ist die wertvolle Alternative zu Fleisch als wichtiger Proteinlieferant ohne die Nachteile, die der Konsum von tierischem Eiweiß mit sich bringt. Soja ist cholesterinfrei und ballaststoffreich.

Und es ist doch auch ein gutes Gefühl, dazu beizutragen, dass für meinen Genuss keine Tiere ihr Leben lassen müssen, nicht wahr?

Mein Tipp: Vitamine und Mineralstoffe. Durch Überdüngung und Überkalkung der Böden können wir mit einer ausreichenden Nährstoffversorgung durch den Verzehr von Lebensmitteln allein nicht mehr rechnen. Um bereits das tägliche Essen mit mehr lebenswichtigen Vitaminen und Mineralien anzureichern empfehle ich: die vegetarische *Gemüseconsommè,* sowie das hochwertige *Algenkräutersalz*. Beide werden auf Basis von Meersalz mit feinsten Zutaten wie Trockengemüse und Kräutern aus überwiegend einheimischem Ökö-Anbau versehen. Sie eignen sich hervorragend zum Würzen von Suppen, Salatsoßen, Fleisch, Sojaprodukten u. v. m..

Das Consommé wird ferner zum Quellen von Sojaprodukten empfohlen.

Erhältlich: Vegetarischer Onlineshop *www.vegetarischerversand.de*

Mineralwasser, mehr als ein Durstlöscher
Sie sind nicht krank, Sie sind durstig!

Diese provokante These wird dem iranischen Arzt, Dr. Batmanglidj inzwischen von der Wissenschaftswelt vielfach bestätigt. Jeder von uns weiß längst, dass es dringend erforderlich ist, genügend zu trinken. Wieviel aber ist genügend? Und was soll man denn eigentlich bevorzugt trinken, um den Erfordernissen des Körpers gerecht zu werden?

Man geht davon aus, dass __mindestens__ 1,5 Liter pro Tag getrunken werden sollte.

Dies zusätzlich zu der Flüssigkeit in Speisen, Kaffee und Alkohol. Das ist wichtig, damit das Wasser, welches der Körper durch Schwitzen, Urin oder das Atmen verliert, wieder ersetzt wird. Ausreichend Wasser im Körper unterstützt die Viskosität (Fließfähigkeit) des

Blutes und sorgt für zusätzliche Entgiftung durch bessere Nierenfiltration. Nur bei genügendem Wasservorrat funktioniert der Elektrolythaushalt im Körper ausreichend, der für die vitalen Vorgänge im Körper zuständig ist und das Säuren-Basen-Gleichgewicht reguliert.

Eigentlich ist die Körperwasserbilanz über den Durst zu regeln. Leider ist vielen Menschen das nötige Durstgefühl genauso wie das wirkliche Hunger- oder Sättigungsgefühl abhandengekommen. Auch diesen Verlust verdanken wir dem Überangebot an Genussmitteln. Neben diversen Kräutertees bietet sich Mineralwasser als Durstlöscher, aber auch als zusätzlicher Mineralstoff-Lieferant an, wenn darauf geachtet wird, welches Mineralwasser für die Familie gewählt wird.

Bei wertvollen Mineralwassern ergibt sich eine günstige Beeinflussung der basischen Konditionierung, da durch die Überkalkung und Überdüngung der Böden nahezu immer von einem Mineraldefizit bei der Zusammenstellung der täglichen Nahrung ausgegangen werden muss. Auch dann, wenn sie vollwertig und möglichst unbelastet ist.

Was ist eigentlich ein Mineralwasser?

Wie unterscheidet man ein reiches, kostbares, von einem leeren, minderwertigen Mineralwasser? Dem Vernehmen nach soll es in Deutschland etwa 400 (!) verschiedene Mineralwasser geben. Davon gleicht keines dem anderen. Auf den Etiketten ist der einmalige Charakter (die Zusammensetzung) jeden Wassers abzulesen. Diese unterscheiden sich in drei Haupttypen:

- Ein *stilles Wasser*, das reichlich von den Mineralien enthält, bei denen eine Unterversorgung zu befürchten ist.
- Ein *Hydrogencarbonatwasser* ist zu bevorzugen, wegen seiner günstigen Beeinflussungsmöglichkeit bei Übersäuerung.
- Eher zu meiden sind *Chloridwasser*, da meist ohnehin schon eine Überversorgung durch Kochsalz (Natriumchlorid) besteht.

Sehr wichtig ist, dass die Schadstoffbelastung beachtet wird. Diese bezieht sich auf folgende Kriterien: maximal 25 mg/l Nitrat, 150 mg/l Natrium, 0,04 mg/l Arsen, 0,04 mg/l Quecksilber. Die Analysewerte kann man bei der jeweiligen Brunnenverwaltung erfragen.

Dieser Aufwand lohnt sich, weil man ja seine Entscheidung für ein Wasser möglicherweise für lange Zeit festlegt.

Für ein Baby sollte allerhöchstens nur etwa 1/3 der angegebenen Belastung enthalten sein.

Für das wertvollste Gut des Menschen, nämlich seine Gesundheit, sollte auch die Auswahl des richtigen Wassers ein wichtiges Anliegen sein. Nur so kann Mineralwasser seine Funktion als Heilwasser ausreichend erfüllen.

Trinken also nicht vergessen! Ich rate besonders in der ersten Zeit mit der Trennkost zu besonders viel Trinkflüssigkeit. Nur dann können die. durch die neue Ernährungsweise freiwerdenden Schlacken und Giftstoffe zügig abtransportiert und ausgeschieden werden. Durch die gesteigerte Fließfähigkeit des Blutes wird auch die Herztätigkeit entlastet. So manche Beschwerde über Herzrhythmusstörungen oder Herzrasen erübrigt sich damit.

Es ist übrigens ratsam, „sein „Wasser" immer mal wieder zu wechseln.

Gewürze zur Gesunderhaltung
Gewürze sind viel mehr als nur Geschmacksgeber

Nachfolgend gebe ich einen Überblick von den Einsatzmöglichkeiten und dem gesundheitlichen Wirkspektrum verschiedener Gewürze und Kräuter.

Für viele Hobbyköche und Hausfrauen sind Gewürze nur eine unvermeidliche Beigabe, die einen besonderen Duft, einen typischen Geschmack oder ein verlockendes Aussehen produzieren.

Oder auch zur Garnierung, also für die Optik, sind manche Kräuter den Verbrauchern unentbehrlich.

Übersehen wird oft, dass Kräuter noch ganz andere, viel wichtigere Funktionen besitzen.

Für eine gesunde Ernährung ist es wichtig, dass eine schonend zubereitete Speisenfolge auch ordnungsgemäß verdaut wird. Hierbei können Gewürze und Kräuter eine maßgebliche Rolle spielen.

Bei Duft und Anblick eines Essens läuft einem im wahrsten Sinne des Wortes „das Wasser im Mund zusammen". Genau das ist der erste Schritt zur Verdauung. Schon im Speichel befinden sich Enzyme, die mit dem Kohlenhydratabbau beginnen. So regen auch die „richtigen" Gewürze und Kräuter die *Magensaftproduktion* an und helfen, den *Gallenfluss* oder die Produktion des Gallensafts, zu erhöhen und somit auch die *Fettverdauung* zu erleichtern. *Stoffwechsel* und *Durchblutung* ziehen zusätzlich Nutzen aus den Gewürzen. Ätherische Öle, die in jedem Gewürz reichlich vorhanden sind, regen den *Appetit* an und dienen ebenfalls der *Bekömmlichkeit*. Sie *leiten die Verdauung ein* und verändern und verbessern den *Geschmack* der Speise. Einige *aktivieren die Verdauungsorgane*, die auf den Reiz mit besonderer Saftsekretion antworten. Auch die Bewegung (*Peristaltik*) von Magen und Darm wird auf diese Weise verstärkt. Ferner wirken ätherische Öle *desinfizierend*. Gärung und Fäulniserreger werden abgetötet. Manche Öle sind als *krampflösend* bekannt und verhindern Blähungen und Koliken. Besonders auch Bitterstoffe dienen der Verdauung. Sie regen den Appetit an, wirken auf die Galle ein und helfen somit der Fettverdauung. Scharfe Gewürze regen besonders den Darm an, reizen ihn jedoch nicht, wie oftmals angenommen. Viele Gewürze und Kräuter enthalten eine Kombination verschiedener Wirkstoffe, aber auch *Vitamine*, *Mineralstoffe* und *Spurenelemente*, die dem Körper gut tun. Zum Salz sollte gesagt werden, dass der Körper pro Tag ca. ein Gramm braucht. Durchschnittlich jedoch verzehrt jeder täglich etwa 12 Gramm Salz, oft in versteckter Form, wie in Wurst, Käse, Brot.

Wer viel mit Gewürzen und Kräutern arbeitet, vermisst eine „Überdosis" an Salz nicht.

Dies alles ist nur ein Ausschnitt aus der Fülle der Möglichkeiten gezüchteter oder wild wachsender Gewürze und Kräuter. Es lohnt sich, einmal ein Buch darüber anzuschaffen und künftig Gewürze für die Gesundheit zu nutzen.

Hier nun eine kleine Übersicht der bekanntesten Gewürze und Kräuter:
Anis, ein Gewürz, das Magen- und Darmbeschwerden (wie Blähungen) lindert bzw. gar nicht erst aufkommen lässt. Es wird sehr sparsam verwendet, außer in Anisplätzchen. Diese, zur Weihnachtszeit gebacken, haben die Aufgabe, die besonders fetten Mahlzeiten wieder auszugleichen. Anis schmeckt sehr gut im Rotkohl oder im selbstgebackenen Brot.

Geflügel, während des Bratens mit Anisschnaps begossen, bekommt ein unerwartet köstliches Aroma.

Basilikum regt die Produktion der Verdauungssäfte im Magen/Darm an. Es kann eingesetzt werden für Salate und Fleisch. Besonders gut schmeckt frisches Basilikum auf Tomaten, zum Beispiel in Kombination mit Mozzarella (italienischer Frischkäse). In Fleischsoßen, Nudeln, Rührei, auf Käse macht es sich gut. In der Naturheilapotheke leistet Basilikum gute Dienste, als Tee bei Magenbeschwerden, Appetitlosigkeit, nervöser Unruhe, Schlaflosigkeit. (einige Basilikumblätter auf ein viertel Liter kochendes Wasser, zehn bis fünfzehn Minuten ziehen lassen).

Bohnenkraut ist mit Bohnen mitzukochen, würzt Kartoffel- und Gemüsesuppen hervorragend, ist delikat zu Lammbraten. Es fördert die Magensaftsekretion, regt die Bauchspeicheldrüse an, verhindert Blähungen. Hilft bei Koliken und Appetitlosigkeit. Hat eine positive Wirkung auf die Psyche. Schmeckt frisch und getrocknet.

Chili ist extrem scharf und kann nur in winzigen Mengen eingesetzt werden. Die Schärfe ist allerdings von gesundheitlichem Nutzen. Sie mobilisiert die Produktion der Verdauungssäfte und aktiviert den Kreislauf. Mit Chili zubereitete Gemüsesuppen oder Soßen schmecken ganz köstlich.

Curry ist verdauungsfördernd, macht fette Speisen bekömmlicher. Currypulver kann aus bis zu dreißig Gewürzen bestehen. Fast immer im Curry enthalten sind Gewürznelken und Koriander

Curry besteht aus Kurkuma, Kardamom, Pfeffer, Ingwer, Paprika, Kümmel, Muskatblüte, Zimt. Curry eignet sich für Reisgerichte, Fleischtöpfe. Auch fette Gerichte, wie Gans, Hammel, Schweinebraten, schmecken gut mit Curry. Salatsoßen sind pfiffig, besonders, wenn sie süßsauer gewürzt sind. Fisch, Geflügel, Ei, Käse, passen ebenfalls zu dieser Gewürzmischung.

Dill hat ein feines Aroma und ist als Frischpflanze wesentlich würziger als getrocknete Spitzen. Wirkt beruhigend, magenstärkend und beseitigt Flatulenz (Blähsucht). Er wird auch von Gallen- und Leberpatienten gut vertragen. Sein ätherisches Öl bekämpft krankheitserregende Bakterien im Darm. Dill passt zu Fisch, Salaten, Suppen, hellen Soßen, Käse, Quark, Tomaten usw.

Fenchel ist ein ungewohntes Gewürz mit hervorragender Wirkung bei Blähungen. Sollte von allen, die Kraut und Kohl der Blähungen wegen nicht essen können, einmal probiert werden. Auch in Gemüsesuppen, Eintöpfen und mit Roter Beete ist Fenchel gut und erhöht die Bekömmlichkeit (Krankenkost). Der Gemüsefenchel schmeckt roh und gekocht (zum Beispiel mit Käse überbacken) ausgezeichnet und ist sehr gesund.

Gewürznelken sind unverzichtbare Gewürze für Glühwein oder Punsch. Auch als Beigabe für Wild oder mit Zwiebel und Lorbeer zu Rotkraut und Sauerkraut, würzen Nelken sehr raffiniert. Als winzige Prise für Fisch- und Fleischgerichte, können Nelken ebenfalls eine gewisse Note verleihen, besonders aber zur Weihnachtszeit braucht man Nelken für Lebkuchengewürz, Plätzchen und andere Leckereien. *Ingwer,* dieses exotische Gewürz macht sich gut in süßsauren, eingelegten Früchten oder zu Geflügel und Reisgerichten oder Wild. Er ist ein wertvolles Magenmittel, das die Verdauungsdrüsen anregt. *Knoblauch* senkt den Blutdruck, verbessert die Sauerstoffzufuhr des Herzmuskels. Kräftigt die Darmmuskulatur, regt die Darmbewegung an, beseitigt erfolgreich Krankheitserreger in Magen und Darm und lindert Beschwerden bei altersbedingter Arteriosklerose. Schließlich gilt er als Vorbeugungs- und Heilmittel bei Bleivergiftung. Einsetzbar ist Knoblauch für Salate, Fleisch, Fisch, Soßen, Suppen, Eintöpfe. Kann als ganze Zehe, gehackt, zerdrückt und pulverisiert angewandt werden.

Kümmel hat eine verdauungsfördernde, entkrampfende, blähungsvermeidende Wirkung durch seine ätherischen Öle. Wer Kümmelkörner nicht mag, kann gemahlenen Kümmel verwenden. Weißkohl, Brot, Braten, dunkle Soßen, Bratkartoffeln, Käse und anderes kann damit gewürzt werden.

Lorbeer regt, wie alle aromatischen Gewürze, den Appetit an und damit die Verdauung. Ein Standardgewürz für Gerichte wie Sauerkraut, Rotkraut, Marinaden, Fischsud, Essiggurken. Wird vor dem Servieren in der Regel entfernt.

Majoran ist Verdauungshilfe, hat eine krampflösende und windetreibende Wirkung, ist aber auch für wohltuenden Einfluss auf die Psyche verantwortlich. Majoran kann frisch oder getrocknet eingesetzt werden bei Kartoffelsuppe, Bratkartoffeln, Schmalz, fetten Braten, Gans oder Ente, Hülsenfrüchten (dadurch werden lästige Blähungen gemindert).

Melisse ist als Heilpflanze bekannt, mit ihren ätherischen Ölen und Bitterstoffen gut für die Verdauungsvorgänge, hellt die Psyche auf. Frische Melisse macht Suppen, Soßen, Salat und Gemüse bekömmlich und anregend. Auch in Bowle, Longdrinks und selbstgemachtem Gewürzessig sollte sie nicht fehlen.

Muskat wird auch von Gallenempfindlichen und Leberempfindlichen gut vertragen, wirkt

Müdigkeit entgegen. Es verfeinert viele Gerichte, muss jedoch vorsichtig angewandt werden, da ein Zuviel das Gericht verwürzt.

Paprika Es scheint wissenschaftlich belegt, dass Paprika als Gewürz oder Gemüse, regelmäßig gegessen, die Arterioskleroseanfälligkeit verringert, die Bildung von Blutgerinnseln hemmt, die Stärkeverdauung erleichtert, die Verdauungssäfte vermehrt, die Nebennieren anregt und schweißtreibend wirkt. Es enthält mehr Vitamin C als die Zitrone. Ob süß oder scharf: Paprika schmeckt zu Gulasch, Fleischspeisen, Soja, Geflügel, Soßen, aber auch zu Fisch und Eiern.

Petersilie Schon der würzige Duft der Petersilie regt die Verdauungsdrüsen zur Produktion an, fördert den Appetit, wirkt entwässernd. Vitamin- und Mineralstoffgehalt sind beachtlich. Petersilie als Wurzel oder Blatt, bei fast allen Gerichten: Kartoffeln, Salate, Gemüse, Eintöpfe, Braten, Wurst und Käse, auch in der Diätküche erlaubt, wird von Galle-/Leberkranken gut vertragen.

Pfeffer regt Verdauungsdrüsen an, entlastet den Kreislauf, erhöht die Beweglichkeit der Darmzotten. Die Nahrung wird dadurch besser ausgenutzt. Besonders ältere Menschen profitieren davon. Vom Salat über Eintöpfe, Fleisch, Fisch, Eier, Käse, lässt sich alles vortrefflich mit Pfeffer würzen.

Safran Über seine Wirkungsweise ist man sich nicht ganz im Klaren. Angeblich hat er eine positive Wirkung auf Magen und Darm. Auf jeden Fall färbt er Speisen wie Kuchen und Reis appetitlich gelb ein. **Schnittlauch,** besonders vitamin- und mineralstoffreich, schmeckt vor allem zu Salaten, in Suppen, in Eintöpfen, Gemüse und Fleisch.

Senf hilft besonders dabei, fette Fleischsorten gründlicher zu verdauen. Senfkörner sind ein althergebrachtes Vorbeugemittel gegen Arterienverkalkung.

Thymian Verringert Blähungen, stoppt Gärungsvorgänge im Darm, macht fettes Essen auch für empfindliche Menschen bekömmlicher. Einsatzbereich sind fette Gerichte, wie Bratkartoffeln, Schmalz, Speck, Fleisch. Für Pizza oder sogar Kurzgebratenes ist es empfehlenswert.

Zimt Ist ein beliebtes Gewürz, das sich mit vielen anderen gut verträgt. Nicht nur für Süßspeisen, auch für gekochtes Fleisch, Füllungen für Geflügel oder sogar für Kurzgebratenes, ist es empfehlenswert.

Mein Tipp: Würzmischungen. Damit alle Gerichte, besonders Soja-Rezepte, perfekt gelingen, empfehle ich fertige Würzmischungen, die ich dereinst selbst kreiert habe. Sie bestehen aus den besten Zutaten, wie hochwertigen Kräutern, Gemüseconsommé, etc. Ohne Geschmacksverstärker und Aromen. So erreichst Du für alle Gelegenheiten immer ein garantiert vollendetes Ergebnis, so wird aus jeder Mahlzeit ein Geschmackserlebnis. Beziehbar bei www.VegetarischerVersand.de

---

Obst, soviel man mag
Obst macht garantiert nicht dick, wenn, ja wenn man sich an bestimmte Regeln hält

Niemand muss die Kalorien zählen, wenn er in der entsprechenden Saison die Früchte genießen möchte, die gerade reifen. Allerdings ist das „Wie" und „Wann" von Bedeutung, die Zeit der Gewichtsreduktion einmal ausgenommen, da zählt jede Kalorie ...
N A C H der streng reglementierten Zeit der Gewichtsreduktion kann man so viel Obst essen, wie man will. Dies, ohne auch nur ein einziges Gramm zuzunehmen.

Du kannst Dir das nicht vorstellen? Schließlich weisen manche Obstsorten doch allerhand Kalorien auf. Besonders, wenn man ein ganzes Pfund oder noch mehr davon in einem Rutsch vertilgen möchte, nicht wahr?
Lasse Dich davon und von den Auflistungen der „Ernährungsleute" nicht verunsichern. Iss´ einfach und genieße! Ich garantiere Dir, dass es ganz genauso klappt, wie ich das hier darstelle.

Eine winzig kleine Bedingung allerdings gibt es: <u>das Obst muss absolut separat gegessen werden</u>, damit die Kalorien eben nicht zu Buche schlagen.

Mein Versprechen gilt also nicht, wenn man zu dem Obst auch noch Sahne, Nüsse oder anderes konsumiert. Oder es als Dessert nach einer Mahlzeit genießen möchte.
Unter solchen Umständen nämlich zählen die Kalorien.
Bei dem separaten Obstessen müssen zu den anderen Mahlzeiten folgende *Abstände* eingehalten werden:

Diese sind: Obstverzehr mindestens vier Stunden <u>nach einer Mahlzeit</u>, dafür geht es aber, wenn nur <u>eine halbe Stunde vor einer Mahlzeit</u> Obst gegessen wird.
Der Magen muss also leer sein, wenn man Mengen von Obst (ungestraft) verputzen will.

So kann man sich während der Erdbeerzeit mit Erdbeeren, in der Kirschenzeit mit Kirschen, in der Pflaumenzeit mit Pflaumen und in der Traubenzeit mit Weintrauben so richtig satt essen. Für andere Früchtesorten gilt pro Saison das Gleiche.
Willst Du das einmal für Dich ausprobieren? Gerne kannst Du mich beim Wort nehmen, was mein Versprechen anbetrifft, dass Du dabei nicht auf die Kalorien achtgeben musst. Das gilt für alle Früchte, die zum EIWEISSBERG gehören.
Das gilt also nicht bei Bananen, Datteln und Feigen, versteht sich.
Klingt gut, nicht wahr? Und das ist besonders schön, wenn man sich der jeweiligen Obstsaison so richtig hingeben kann. Ich denke da an Trauben, Erdbeeren, Pfirsiche ….
Du kannst Dir also ruhig richtig was gönnen, ohne Angst um Deine Linie haben zu müssen. Die Bedingung ist also: „erst die Überlegung einschalten, bevor losgefuttert wird.

Milchgesäuertes
Diese Art der Konservierung macht Gemüse noch kostbarer

Milchgesäuertes Gemüse gibt es im Reformhaus und in Bioläden. Es sollte unbedingt zu unserem Ernährungskonzept gehören.

Die Milchsäuregärung ist eine Konservierungsform, die unsere Grußmutter schon kannte und die das so behandelte Gemüse geradezu aufwertet.

Schließlich entsteht bei diesem Prozess das wichtige und so rar gewordene *Vitamin B12*, das für unseren Organismus überlebensnotwendig ist. Milchgesäuerte Gemüse sind erhältlich als: Sauerkraut, Bohnen, Sellerie, Rote Beete, Mixed Pickles, saure Gurken

(Fass), auch als Salz-Dillgurken. Nahezu jedes Gemüse aus dem Garten kann als milch-saures Gemüse auch selbst eingelegt werden. Nachfolgend zwei Beispiel-Rezepte.

So geht das Selbermachen
1. Vorschlag: Buntes Mischgemüse im Gärtopf: Zutaten (immer: **_und/oder_**): Kohlrabi, Möhren, Gurken, Tomaten, Blumenkohl, Wirsing und Weißkraut, Paprika, Zwiebeln, Knoblauchzehen, Kräuter und Gewürze: reichlich Dill und Estragon, etwas Thymian und Liebstöckl, Meerrettichscheibchen, Lorbeerblätter, Senfkörner, Koriander. Zum Abdecken: Weißkraut- oder Wirsingblätter. **_Zum Übergießen_**: Salzwasser (ca. 25 bis 30 Gramm Salz pro ein Liter Wasser). **_Zubereitung_**: Das Gemüse wird gründlich gewaschen, geputzt, ggf. geschält und zerteilt. Dann schichtet man es möglichst dicht in den Gärtopf, die Würzzutaten werden dazwischen verteilt. Mit großen Blättern das Ganze abdecken. Steine (notfalls einen schweren Topf) zum Beschweren auflegen und mit abgekochtem, lauwarmen Salzwasser aufgießen, bis auch die Steine bedeckt sind. Deckel drauf. Acht bis zehn Tage bei Zimmertemperatur gären lassen, dann kühl stellen. Nach ca. vier Wochen kann das Gemüse verzehrt werden, als Frischkostsalat, mit kaltgepresstem Öl und frischen Kräutern angerichtet, oder als Eintopf gekocht.
2. Vorschlag: Milchsaure Paprikaschoten im Glas: Zutaten: 500 Gramm Paprikaschoten, zwei Knoblauchzehen, vier bis sechs kleine Zwiebeln, ein Lorbeerblatt, 20 Pfefferkörner, ein halber Liter Wasser, ca. zwei Teelöffel Salz. **_Zubereitung_**: Paprikaschoten putzen, in ein Zentimeter breite Streifen schneiden. Zwiebeln zerkleinern, Knoblauch schälen. Paprikastreifen hochkant in die Gläser stellen, Gewürze dazwischen verteilen. Gläser bis ca. vier Zentimeter unter den Rand füllen. Wasser mit Salz aufkochen, abkühlen lassen. Paprika damit auffüllen, Glas fest verschrauben. Eine Woche dunkel bei Zimmertemperatur gären lassen. Dann in den Keller stellen. Verzehrbar nach vier Wochen.

Auf Dauer abnehmen
Das ist so einfach nicht - schuld daran ist die Homöostase

Ein Steuermechanismus im Gehirn verhindert grundlegende Veränderungen des Körpergewichtes. Wer hat sich nicht schon darüber gewundert: kaum waren überzählige Pfunde abgenommen, waren sie ruck-zuck wieder drauf.

Der Körper lässt sich eben nicht so leicht überlisten. Oder doch?

Eine Studie der New Yorker Rockefeller-Universität tritt für die Funktion der HOMÖOSTASE den Beweis an: Die Wissenschaftler gehen davon aus, dass die Erhöhung bzw. Senkung des Energieverbrauches durch eine Steuerung im Gehirn geregelt wird.

Dort scheint das Maß für ein individuelles Grundgewicht gespeichert zu sein.

Diese „Trickkiste der Natur" heißt Homöostase! *Die Definition im Pschyrembel (klinisches Wörterbuch) dazu lautet: Homöostase: Konstanz (Aufrechterhaltung) des sogenannten inneren Milieus des Körpers, mit Hilfe von Regelsystemen mit dem Hypothalamus (Teil des Zwischenhirns) als übergeordnetem Zentrum. Damit ist die Regelung der Körpertemperatur, des Kreislaufes, des pH-Wertes, des Wasser- und Elektrolythaushaltes, der Steuerung des Hormonhaushaltes u. a. weitgehend gewährleistet.*

Das dürfte beweisen, dass jeder Mensch sein ureigenes Gewicht hat. Gelegentliche Abweichungen werden wie von einem Steuergerät registriert und durch entsprechende Stoffwechselveränderungen wieder ausgeglichen.

Man kann die Möglichkeiten eines solchen Regelkreises nicht genug bewundern. Unabhängig von äußeren Einflüssen, kann sich ein System also geraume Zeit auf dem gewohnten Level halten, ohne Einbußen zu erleiden oder gar zusammenzubrechen.

Es erstaunt daher nicht, dass unsere Diätbemühungen, oftmals über viele Jahre hin, ohne dauerhaft positives Ergebnis bleiben.

Schließlich vermag o. g. Steuersystem auch dafür zu sorgen, dass wir durch erhöhten Appetit und damit weiterem Kalorienkonsum, mühsam verlorene Pfunde, rasch wieder ausgleichen.

Hieße eine solche Erkenntnis nun auch, dass es ja völlig zwecklos sein müsste, eine entsprechende Veränderung anzustreben? Wenn die Natur sich doch bereits für uns festgelegt hat…?

Die für uns in unserem Hirn gespeicherte, konstante Größe muss aber ganz und gar nicht ein Leben lang gelten.

Führen wir uns einmal vor Augen, wie es zu der gespeicherten Kapazität gekommen ist: Neben den genetischen Mitbringseln, sind es doch in allererster Linie der „Faktor Gewohnheit", aber auch die permanente Anschauung von Gepflogenheiten unserer Mitbürger, die zu den erworbenen Prägungen beigetragen haben.

Aus Erfahrung wissen wir doch längst, dass sich nahezu jedes Programm in unserem Kopf auch wieder umschreiben lässt.

Nur muss sich jeder von vornherein darüber im Klaren sein, dass er sich mit seinen Diätplänen, sollen sie ein Erfolg auf Dauer werden, auf eine langfristige Angelegenheit einlässt. Dann allerdings kann, bei entsprechender Geduld, durchaus damit gerechnet werden, das Ziel zu erreichen.
Die Umstellung der Ernährung ist allerdings nur e i n Faktor. Zusätzlich freilich ist es angesagt, die neuen Ernährungserkenntnisse zu manifestieren. Alte Gewohnheiten müssen quasi durch *neue Gewohnheiten* ersetzt werden.
Dazu gehört ebenfalls, die Denkmuster und die Lebensführung völlig neu einzustellen. Für die Möglichkeit einer tatsächlichen Änderung spricht, dass Menschen ihr Gewicht durch falsche Gewohnheiten schließlich nach oben hin verändert haben. Genauso lässt es sich also auch nach unten hin einstellen.

Sag´ dem Sodbrennen für immer „TSCHÜSS!"
Mit der Trennkost verschwinden die Beschwerden meistens innerhalb weniger Tage und bleiben ganz weg, wenn Du Dich weiter trennköstlich ernährst.

Du kannst das kaum glauben? Nun ich habe das in meinen Seminaren Hunderte von Malen erlebt. Sodbrennen kennen die meisten Menschen. Für viele von ihnen ist eine quälende Erfahrung daraus geworden, die sich zum Teil chronisch manifestiert hat. Wie aber kann man diese lästigen Beschwerden loswerden?

Wenn man weiß, wie sie entstanden sind, ist das gar nicht schwer.

Wir wissen, dass für die Protein-Vorverdauung im Magen Salzsäure gebildet wird. Um diesen chemischen Prozess zu bewerkstelligen, nehmen die Belegzellen des Magens eine bestimmte Substanz aus dem Blut. Es entsteht Salzsäure. Diese wird ins Innere des Magens entlassen. Das ebenfalls anfallende „Abfallprodukt" ist eine Base (Lauge). Sie wird über den Blutweg abtransportiert und damit es dort keine Basenflut gibt, zu den basenbildenden Organen geschleust.

Diese sind die Leber, Gallenblase, Bauchspeicheldrüse, Dünndarmdrüsen.

So weit, so gut. Man versteht ja noch, dass bei diesem Vorgang eventuell zu viel Salzsäure bei der Protein-Vorverdauung produziert wird und diese dann das Sodbrennen verursacht.

Wie aber kann es kommen, dass besonders dann Sodbrennen zu verspüren ist, wenn zum Beispiel Brot gegessen wird? Dafür wird doch gar keine Säure benötigt, also wird sie doch auch nicht produziert? Oder?

Die Erklärung ist ganz einfach: wenn der Verdauungstrakt die für die Kohlenhydrate notwendigen Basen zur Verdauung im Dünndarmbereich benötigt, findet der oben beschriebene Vorgang umgekehrt statt. Die Basen werden also ebenfalls in den Belegzellen des Magens hergestellt. Nur - dann ist das „Abfallprodukt" die Salzsäure.

Da in der Regel zu viel von den Nahrungsmitteln konsumiert wird, die der Basen-Vor-verdauung bedürfen, fällt als Nebenprodukt natürlich eine viel zu große Menge von Magensäure an, die niemand benötigt (!!!).

Und diese steigt u. U. die Speiseröhre hoch, was zu Verätzungen und chronischen Beschwerden führen kann. Wir bemerken das als unangenehmes Sodbrennen.

Der Vorgang scheint Dir zu kompliziert? Lies es einfach noch einmal!

Mein Tipp: Wenig Tierisches und weniger konzentrierte Kohlenhydrate gegen Sodbrennen. Sojabohnen und Sojaprodukte sind d i e Lösung. Ein morgendlicher Drink aus Sojamilch mit frischen, im Mixer zerkleinerten Früchten schmeckt einfach herrlich, ist ein idealer Kraftdrink und wirkt gegen Übersäuerung, somit gegen Sodbrennen. Das Gleiche gilt für Gerichte aus Sojafleisch, dem Fleisch vom Felde, das basenbildend wirkt im Gegensatz zu Fleisch und Wurst, die starke Säurebildner sind. Zu Sojaprodukten werden zudem ganz bewusst reichlich Obst, Gemüse und Salate, die reichlich basenbildend wirken, konsumiert. *www.vegetarischerversand.de*

Das Immunsystem
Der Darm ist der wichtigste Sitz für das Immunsystem. „Der Tod liegt im Darm!"

Dieser wichtige Spruch verdeutlicht sehr anschaulich, dass die Wurzeln vieler Erkrankungen in einem geschädigten Darm und seiner Flora zu finden sind. Die Funktion des Darmes ist uns wohl in erster Linie in seiner Eigenschaft als Verdauungsorgan bekannt. Im Darm werden die Nahrungsbestandteile aufgespalten. Nährstoffe und Wasser kommen durch die Darmwand über die Lymph- und Blutwege in den Körper, respektive in die Leber zum weiteren Abbau und zur Entsorgung. Von Darmbakterien werden wichtige Vitamine hergestellt und unverdaute Nahrungsreste mit dem Stuhl ausgeschieden. Der Darm vermag allerdings noch weitaus größere Leistungen zu vollbringen. Er ist nicht nur ein Verdauungs- und Ökosystem.

Die Darmflora stellt den größten Teil und somit einen wichtigen Faktor unseres gesamten Immunsystems dar.

Der Mensch und seine Mikroben existieren normalerweise in einer voneinander abhängigen Lebensgemeinschaft, die als „Symbiose" bezeichnet wird. Beide leben in einer Gemeinschaft, die von ausgeprägter existentieller Bedeutung ist. Der Mensch liefert den Mikroben Schutz, Nahrung und einen idealen Lebensraum. Diese erleichtern dafür die Verdauungsprozesse, liefern lebenswichtige Vitamine und andere Substanzen und unterstützten die Immunabwehr. Allerdings sind die Mikroorganismen auf eine gesunde Darmschleimhaut angewiesen.

Der Dickdarm ist der wichtigste Angriffsort für Krankheitserreger (Antigene). Dabei stellt die Schleimhaut die mechanische Barriere dar, welche die Antigene abwehrt.

Einen entscheidenden Einfluss auf die Funktionsqualität und die Stabilität der Darmschleimhaut, hat die Ernährung.

Besonders eine ballaststoffreiche Kost, die reichlich Obst, Gemüse, Salat aber auch Getreide enthält, stimuliert die Darmschleimhaut. Sie wird dann besser durchblutet, die Peristaltik (Bewegungsmechanismus der Darm-Muskulatur) wird angeregt. Dadurch nimmt die Dicke der Darmwand und des Lymphgefäßsystems zu. Speisen können deshalb schneller verarbeitet werden.

Eine ballaststoffarme Ernährung aber ist gleichzeitig eine vitaminarme und mineralstoffarme Ernährung, die zu einer durchlässigen Schleimhaut führt.

Die Darmflora kann also auf verschiedene Weise Schaden nehmen. Die körpereigene Abwehrleistung ist dadurch langfristig beeinträchtigt. Dies führt häufig zu chronischen Erkrankungen.

Das Immunsystem bedarf demnach unserer dringenden Aufmerksamkeit. Du musst also besonders mittels sinnvoller Ernährung Sorge dafür tragen, dass den nützlichen Organismen in unserem Darm nicht die Existenzgrundlage genommen oder eingeschränkt wird.

Mein Tipp: Ballaststoffe für die Darmgesundheit.

Wie beschrieben ist es also wichtig, viel Obst, Gemüse und Salat zu konsumieren. Und nur das wirklich vollwertige Brot, gebacken aus dem vollen Korn, enthält die nötigen Ballaststoffe.

In tierischen Produkten fehlen Ballaststoffe ganz. Dafür haben Sojabohnen und Sojafleisch, wie SojaHack, SojaSchnetzel und SojaRagout besonders viele Ballaststoffe, Quell-und Faserstoffe. Auch die Eiweißbrötchen zum Selberbacken, mit ihrem hohen Anteil an Kleie, an Saaten und Nüssen, sowie dem Kichererbsenmehl sind ballaststoffreich und helfen dabei, die Darmgesundheit zu unterstützen.

Erhältlich bei *www.vegetarischerversand.de*

Altersdiabetes
Der Diabetes, uns allen bekannt als Zuckerkrankheit, hat sich zu einer bedrohlichen Zeitkrankheit entwickelt

In den früheren Jahren war diese Krankheit nahezu ausschließlich auf den *Typ I-Diabetes* beschränkt, der sich bereits im jugendlichen Alter, zumeist bis zum 12. Lebensjahr, entwickelt.

Typ II-Diabetes (Altersdiabetes) hingegen war früher gelegentlich eine Erkrankung der alten Menschen. Diese Form des Diabetes ziehen sich die Betroffenen in der Regel im Laufe ihres Lebens allmählich zu. Hierbei handelt es sich in allererster Linie um eine Wohlstandskrankheit, bei deren Entstehung die Überernährung und Fehlernährung eine große Rolle spielen. Durch unsere heutigen Lebens- und Ernährungsgewohnheiten können nun die meisten Bürger hierzulande damit rechnen, an Altersdiabetes zu erkranken. Und dies in immer jüngeren Jahren.

Die Folgen und die Spätfolgen des Diabetes: Die Folgen resultieren aus den dauerhaft erhöhten Blutzuckerwerten und der damit verbundenen mehr oder weniger schweren Stoffwechselstörung.

Daraus ergeben sich mit großer Wahrscheinlichkeit nicht wieder gutzumachende Schäden an den kleinen und großen Gefäßen des Körpers. Erblindung, Ausfall der Nierenfunktion, sklerotische Veränderungen, die den Herzinfarkt begünstigen, Schlaganfälle, Verschlusskrankheiten, Durchblutungsstörungen, Raucherbein, Schädigung der Nervenleitbahnen, sind das traurige Ergebnis.

Der Rat, den man Diabetikern geben kann:
Grundsätzlich muss es zu einer Umkehr der Ess- und Lebensgewohnheiten kommen. Zwar sind sich Wissenschaftler noch immer uneins darüber, wie genau es zur Entstehung des Diabetes kommt.
Offensichtlich jedoch ist, dass entsprechende diätetische Maßnahmen echte Hilfe bieten. Dies lässt meiner Auffassung nach den Umkehrschluss zu, dass das Vermeiden von Ernährungsfehlern dafür sorgt, dass es erst gar nicht zu einem Diabetes kommt.

Eine Rückschau auf die Ernährungsweisen unserer Vorfahren bestätigt uns darin. Damals war der sogenannte „Altersdiabetes" nahezu unbekannt.

Auch ein Blick in die Essenstöpfe anderer Länder lässt ahnen, dass es wohl in erster Linie an unseren speziellen Essgewohnheiten liegen muss, dass dieses schlimme Leiden sich besonders in unseren Regionen regelrecht als Modekrankheit manifestieren konnte.

Erstaunlich ist es deshalb, dass Ernährungsrichtlinien, die an die Bevölkerung von entsprechend konzessionierten Institutionen gegeben werden, solche Schlussfolgerungen, die aus Erfahrungen resultieren, kaum berücksichtigen.

Die Erfahrungswerte und die Erkenntnisse des „gesunden Menschenverstandes" werden bei den Empfehlungen zur Vorbeugung weitgehend außer Acht gelassen. Die Wachsamkeit sollte also nicht erst dann beginnen, wenn bereits eine Insulinpflicht besteht. Erhöhte Blutzuckerwerte sind bereits ein deutliches und ernst zu nehmendes Warnsignal. Aber, besonders in den ersten Anfängen, auch dann, wenn schon Medikamente genommen werden müssen, lässt sich meistens eine rasche Besserung erzielen, wenn die Ernährung konsequent umgestellt wird. Ich will hier nicht auf die Notwendigkeit der Diätzusammenstellung nach Broteinheiten eingehen, die individuell mit den behandelnden Ärzten ausgearbeitet werden muss. Hier geht es einzig um Vermeidung, respektive um Senkung der erhöhten Zuckerwerte, die man noch nicht als Diabetes bezeichnen kann. Die **Klinik Dr. Walb** in Homberg an der Ohm, blickt allerdings auf unzählige Krankengeschichten von Diabetikern zurück, für deren Gesundung die Ernährungsumstellung nach der Trennkost eine hervorragende Rolle gespielt hat.

Eigene Verantwortung und ärztliche Vorgaben: Bei allen guten Erfahrungen, die jeder Betroffene für sich selbst machen sollte, ist unbedingt die ärztliche Aufsicht erforderlich. Ernährungsberater können nicht die Verantwortung tragen für Folgen, die mit jedem individuellen Krankheitsbild verbunden sind. Vorbeugend allerdings, können auch (in jedem Fall) Gesunde profitieren. Bei vernünftiger Ernährungsweise, mitsamt einer maßvollen Körperertüchtigung, muss es zu solch einer, die Gesundheit dauerhaft schädigenden Stoffwechselstörung, wie es der Diabetes darstellt, gar nicht erst kommen.

Zucker
Ist ein gefährlicher Suchtauslöser und Vitalitätsräuber, Schlappmacher!

Sacher ist Zucker. Das sind Kohlenhydrat-Saccharide und Endprodukte des Kohlenhydratstoffwechsels.

Kohlenhydrate bilden die Menge der wichtigsten Nährstoffe im Organismus. Sie sind das Ausgangsprodukt für die Synthese (Bildung) der Fette und Proteine und liefern bei ihrem Abbau einen wesentlichen Teil der nutzbaren Energie.

Bewertung des Zuckerkonsums für die Gesundheit

Rapide gestiegener Zuckerverbrauch: Der heutige Zuckerkonsum ist außerordentlich hoch. 1880 lag der Verbrauch pro Kopf bei etwa *zwei Kilo pro Jahr* oder fünf Gramm täglich. In der Folgezeit verdoppelte sich der Konsum etwa alle zwanzig Jahre. Heutzutage konsumiert der Mensch durchschnittlich *36 Kilogramm pro Jahr (!)*. Hinzu kommen andere Zuckerprodukte wie Fruchtzucker, Sirup, Honig, Eis, Kakaogetränke- oder Produkte, Limonaden und Süßigkeiten. Zuckerverbrauch ca. 44,5 Kilogramm Zucker jährlich! ***Das sind täglich 122 Gramm und etwa 500 kcal. im Durchschnitt. AM TAG!***

Zucker als Suchtauslöser: Zucker wird schnell vom Organismus aufgenommen und verursacht, wenn er konzentriert genossen wird, einen schnellen Blutzuckeranstieg. Der Blutzuckerspiegel ist eine konstante, individuelle Größe und untersteht einem feinen Regelmechanismus.

Bei hohem Blutzuckerspiegel kommt es zu einer hohen Insulinausschüttung. Die überschießende Menge Insulin entfernt die Glucose aus dem Blut. Dadurch entsteht ein drastischer Blutzuckerabfall mit dem Effekt des Heißhungers, da der Körper das „Defizit" schnellstmöglich ausgleichen will.

Bei diesem Vorgang sei auf das Phänomen Homöostase hingewiesen, dem Regelsystem des Körpers, welches das Konstanthalten des „inneren Milieus" bewirkt und den Appetit dafür steuert.

Zucker als Schlappmacher: Zucker wird auch als Vitaminräuber bezeichnet. Zu seiner Verarbeitung im Körper benötigt er insbesondere das Vitamin B, das in der kompletten, zuckerhaltigen Pflanze als Begleitstoff vorkommt und beim Raffinationsprozess verloren geht, aber ein wichtiges Nervenvitamin darstellt.
<u>Isolierter Zucker selbst ist ein völlig „leeres" Nahrungsmittel, das keine Nährstoffe mehr enthält.</u>

Viele Mangelerscheinungen werden durch zu hohen Zuckerkonsum hervorgerufen: *Nervosität* und Gereiztheit durch Fehlen des Nerven-Vitamins B, das als Begleitstoff in der ganzen Pflanze vorhanden wäre. *Verarmung an weiteren Vitaminen*, wie B, Niacin, Pantothensäure, Vitamin C und Mineralstoffen, die vom Körper zur Zuckerverwertung „geraubt" werden. Übersteigerter *Enzymbedarf. Harnsäureerhöhung* durch die mit Zucker verbundene Säurebildung.
Schädigung der Darmflora und damit der Abwehrkräfte, dadurch Anfälligkeit für Infektionen.
Leistungsschwäche, Gasbildung, Gärung, Fäulnis. *Zahn- und Skelettschäden* durch Mineralienentzug. Verträglichkeit anderer Nahrungsmittel wird beeinträchtigt, zum Beispiel von Rohkost und auch Vollkorn. Fördert *Pilzwachstum*, bildet einen idealen Nährstoffboden, zum Beispiel für *Candida albicans* (gefürchteter Darmpilz).
Zucker ist ein starkes Stoffwechselgift: Versteckte Zucker sind besonders zu beachten in: Limonaden, Cola, Tomatenketchup, Kindertees, „Kindersüßigkeiten", Gebäck und diversen Brotzubereitungen, Fertiggerichten, Fischkonserven, Instantgetränken, zum Beispiel Kakaogetränken, Joghurt- und Milch-Fertigprodukten.

Tiefgreifende Stoffwechselstörungen sind die Folge von Vitalstoffmangel, Enzymschäden, Entmineralisierung (Brüchigwerden von Knochen und Gefäßen). Als Krankheitsbilder finden wir Degeneration von Muskulatur- und Knochensystem, Zahnverfall, Arthrosen, Bandscheibenschäden, frühes Altern, veränderte Blutwerte: pH-Wert, Harnsäurewert, Blutzuckerspiegel, Cholesterinwerte u. a.. Es kommt zu Verschleißkrankheiten, die es bei richtiger Ernährung nicht gibt. Sogenannte Alterskrankheiten entstehen deshalb erst im Alter, weil der Körper Ernährungsfehler lange Zeit (oft Jahrzehnte) zu kompensieren vermag.

Der Altersdiabetes ist ein eindrucksvolles Beispiel gerade als Folge des heute üblichen, exorbitanten Kohlenhydratkonsums.

Die eigentliche Degeneration findet in den späteren Generationen statt. Deshalb sollten sich junge Eltern ihrer Verantwortung für die Gesundheit ihres geplanten Nachwuchses bewusst sein. Diese nämlich liegt in allererster Linie in ihrer Hand. Nicht ausreichend vitales Körpergewebe wird von Mikroorganismen als minderwertig erkannt. Bei gleichzeitiger, damit oftmals einhergehender Immunschwäche, können sich Hefe- und Schimmelpilze darin unkontrolliert ausbreiten.

Um die Energie der Kohlenhydrate nutzbar zu machen, muss der Körper ausreichend über Vitalstoffe verfügen, wie sie in den vollwertigen Nahrungsmitteln mitgeliefert werden.

Zumindest muss für ausreichende Zufuhr durch frische, ungekochte oder schonend gegarte, nicht-ausgelaugte Gemüse und Früchte gesorgt werden. Ist man sich der Folgen des reichlichen Zuckerkonsums für die Volksgesundheit bewusst, stellt sich automatisch die Frage, ob es nicht ratsam wäre, ganz auf die „süßen Verführer", zu verzichten. Aber auch in dieser Hinsicht ist wohl der Kurs der Mäßigung eher ratsam und nicht der völlige Verzicht.

Ein ansonsten gesund ernährter Mensch kann sich gelegentlich durchaus einmal ein bis zwei Stückchen Kuchen, ein Eis oder ein wenig Schokolade gönnen. <u>Ein wenig!</u> Nicht eine ganze Tafel! Und auch nicht immerzu!

Ich weiß nur zu gut, wie unsere Psyche darauf reagiert, wenn wir uns alle liebgewordenen Genüsse ganz versagen. Die Phantasie rankt sich dann besonders um die Nahrung, die mit dem Verbotsschild versehen ist.
Dann kann es leicht passieren, dass der ohnehin essgestörte Mensch, erst recht ohne Maß „zuschlägt" und unkontrolliert in sich hineinstopft, was er sich doch gerade grundsätzlich verbieten wollte.

So wird in der Regel das Gegenteil von den guten Vorsätzen erreicht. Es sollte stattdessen sorgsam darauf geachtet werden, dass tatsächlich genügend Obst, Gemüse und Salat, sowie einige Vollkornprodukte und hochwertiges Protein verzehrt werden.

Die Zusammensetzung sollte unter Berücksichtigung des Yin und Yang Prinzips erfolgen.

Ein Mensch, dessen Nährstoffbedarf voll gedeckt ist, dessen Stoffwechselvorgänge optimal funktionieren, sieht sich im Laufe der Zeit immer seltener einer sogenannten „Fress-Attacke" ausgeliefert.

Denn, das sollte verstanden worden sein: der Körper reagiert nur dann überzogen mit Sucht und Gier, wenn ein Defizit ausgeglichen werden soll (muss).

Das bezieht sich auf den Nährstoffbedarf genauso, wie auf seelischen Mangel, der durch Essen kompensiert werden soll.

Eine weitere Hürde ist dann noch die Gewohnheit, die man sich angelacht hat und die ebenfalls überwunden werden muss.

Etwas Geduld ist deshalb angesagt, wollen wir uns langfristig von Verhaltensmustern trennen.

Gewohnheit spielt bei allen Bedürfnissen des Körpers eine immens wichtige Rolle. Jedoch kann langfristig eine Gewohnheit durch eine andere, eine gesunde, Gewohnheit ersetzt werden.

Gesündere Alternativen? Fruchtzucker hat die höchste Süßkraft, wie man an Birnendicksaft und auch an Palmblütenzucker feststellen kann. Danach kommt der Haushaltszucker und dann erst Maltose in Sirup.

Zuckerkulör ist geschmolzener Zucker (bei 100 Grad Celsius), ist aromatisch, hat nur noch wenig Süßkraft, wird zum Färben von Lebensmitteln verwandt.

Säurehaltige Speisen sollen erst nach dem Kochen gesüßt werden, da dann weniger Zucker benötigt wird. Im Trennkostsinn ist dafür dann Obst-Dicksaft oder Blütenzucker geeignet.

Sei geduldig mit Dir selbst: die Lust auf Süßes lässt auf jeden Fall im Laufe der Zeit nach.

Bei andauernden „gesunden" Essgewohnheiten, melden sich auch bald wieder Sättigungsgrenzen und Appetit auf die Nahrung, die dem Bedarf des Körpers entspricht.

Mein Tipp: Birnendicksaft Birnette oder Palmblütenzucker: Diese Süße besteht aus Fruchtzucker. Er beinhaltet zwar ähnlich viel Kalorien wie Haushaltszucker, benötigt zu seiner Verarbeitung (Verdauung) jedoch kein Insulin. Somit spielt er auch keine derart negative Rolle bei der Suchtauslösung. Allerdings werden diese Fruchtzucker wie Zucker verstoffwechselt, wenn man größere Mengen davon zu sich nimmt. Fruchtdicksäfte wie auch Blütenzucker, schmecken köstlich in Joghurt, Fruchtsalaten, Schlagsahne, Sahne und Tee. Aber auch Eiweißbrötchen mit Butter und diesem siruppartigen Dicksaft ist ein Geschmackserlebnis: *www.vegetarischerVersand.de*

Zucker, für immer verboten? Aber NEIN!
Wer will schon für immer verzichten auf all' die süßen Tröster, die für uns einfach zur Lebensqualität gehören. Sonntagnachmittag ein Stückchen Kuchen zum Kaffee, gelegentlich einmal eine schöne Schokolade. Oder aber die bezaubernden, süßen Desserts, die zu einem besonders guten Menü geradezu gehören. Zu Geburtstagen, Weihnachten oder anderen großen Familienfesten, erfreut ein großes Kuchenbuffet Herz und Sinne.
Süßes ist auch Tradition und allemal ein Stückchen Kultur. In manchen Gegenden werden etliche himmlische Schlemmerrezepte seit Generationen vererbt und in den Familien gehütet wie ein wertvoller Schatz.
Und nicht nur auf die Zubereitung kommt es an, sondern auch auf die Ausrichtung, die Gestaltung und Symbole, die damit verkörpert werden.

Sicher, Zucker, sogar Honig in größeren Mengen und eigentlich alle, mir davon bekannten Abkömmlinge, sind durch die Ernährungswissenschaft entlarvt als Krankmacher, Suchtauslöser, Schlappmacher.

Aber schauen wir doch einmal genauer hin. Auch hier wieder kommt es auf das Maß an, das es einzuhalten gilt.
Dann nämlich kann eine süße Sünde sogar mal hilfreich sein. Man denke nur mal daran, welche Tröster-Funktion so ein kleiner „Ausrutscher" für die Seele haben kann….

Gänzlicher Verzicht ist also nicht angesagt! Ich finde, das wäre „mit Kanonen auf Spatzen geschossen". Überlieferte Erfahrungen haben gezeigt, dass der gesund ernährte Mensch sich durchaus auch einmal eine kleine „Sünde" erlauben darf. Was wäre denn das Leben, wenn es ausschließlich von Vernunft, Verboten und Richtlinien bestimmt würde?

Das wirkliche Problem liegt doch wohl eher in dem Überkonsum dieser Schlemmereien begründet, die eigentlich die Krönung eines schönen Essens sein sollten, von uns heutzutage aber oftmals als Hauptmahlzeit konsumiert werden.

Zivilisationskrankheiten wie Karies, Rheuma, Arthrose, Gicht, Arteriosklerose, Diabetes, entstehen nicht, weil wir gelegentlich ein kleines, leckeres Dessert, ein Riegelchen Schokolade oder ein Stück Cremetorte oder mal einen Eisbecher verspeisen.

Das t ä g l i c h e Bombardieren des Organismus mit riesigen Kohlenhydratmengen, schafft vielmehr die besorgniserregenden Zustände in unserem Stoffwechselablauf.

Keineswegs wird hier also gemahnt, für immer auf die süßen, denaturierten, köstlichen Träume zu verzichten und freudlos ausschließlich auf der Vollwertwelle mitzuschwimmen.

Gut, ein Vollwertkuchen kann durchaus einen guten Geschmack haben und das Menü bereichern. Aber gelegentlich muss auch schon mal richtig geschlemmt werden dürfen. Schauen wir unsere mediterranen Nachbarn an. Das wichtigste Dessert ist bei Italienern, Spaniern, Franzosen, aber auch in der orientalischen Küche, der Teller mit den Früchten. Wenn dann aber mal eine Torte gereicht wird, dann ist diese so delikat und sorgsam zubereitet, dass man das Gefühl hat, mit dem Genuss einen Blick in den Himmel getan zu haben. Eine solche Torte ist dann zumeist auch sehr süß und gehaltvoll.

Ich bin der Auffassung, dass ein gänzliches Verbot generell immer ein übertriebener Rat ist, wenn nicht eklatante gesundheitliche Regeln dieses erforderlich machen. Verbote erregen die Phantasie. Was verboten ist, wird doppelt interessant. So veranlasst es den Menschen, der sich lange etwas verboten hat, zum unmäßigen „Zuschlagen", besonders bei den Genüssen, die er sich so schmerzlich meint versagen zu müssen.

Das Geheimnis liegt also auch hier, viel eher im „Limitieren", nicht im völligen Vermeiden!

Das ist viel leichter einzuhalten und muss keineswegs gefolgt sein von unkontrollierten Essanfällen und dem damit verbundenen Schuldbewusstsein, dem wiederum Frust und Resignation auf den Fersen sind.

So hat es sich auch bewährt, den Kindern die Süßigkeiten nicht zu verbieten. Ratsam hingegen ist ein sogenannter „*Naschtag*" pro Woche, wie ihn zum Beispiel die Schweden als nationale Einrichtung einführten, und der sogar vom Königshaus eingehalten wird. In unseren heutigen Zeiten, wo an allen Ecken die Werbungen locken mit den süßen Verführern, lässt es sich einfach nicht verwirklichen, will man althergebrachte Gewohnheiten schlichtweg abschaffen.

Manchmal benötigt die Seele auch ein wenig Trost. Vorübergehend kann ein „süßes Pflaster" diesen durchaus gewähren und kann sogar eine kleine Depri entschärfen.

Nur, die tägliche Regel sollte das eben nicht werden. Eher die Ausnahme, die natürlich auch nur dann Wirkung zeigt, wenn sie nicht immerzu angewandt wird.

Komme ich also wieder zurück zum Genuss.

Der Konsum von großen Mengen schließt Genuss ohnehin aus.

Will ich wirklich mit allen meinen Sinnen eine Köstlichkeit (auf welcher Ebene auch immer) genießen, dann bezieht sich das naturgemäß auf kleine Portionen. Denken wir nur einmal über Kaffee nach. Literweise getrunken, ist er nur Konsum. Von Genuss kann keine Rede sein. So bieten auch nur das erste Glas Sekt, der erste Riegel Schokolade, das erste Stück Kuchen, die erste Portion Eis und auch die ersten Bissen einer guten Mahlzeit, den vollen Genuss, den hinreißenden Geschmack, der sich dann mit jedem Schluck, mit jedem Bissen, ein wenig mehr verringert.

Natürlich, ein komplettes Essen kann bis zur letzten Gabel sehr gut schmecken. Aber das absolute Entzücken verspürt man eigentlich nur bei den ersten paar Bissen.

Macht man sich dieses Prinzip erst einmal bewusst, dann ist es leicht, damit zu beginnen, so richtig von Herzen zu genießen. Dann ist plötzlich alles wieder erlaubt. Wir können es uns also leisten, den Nahrungsmitteln, die wir uns täglich verschreiben, um den Körper optimal zu ernähren, gelegentlich kleine Quäntchen von himmlischen Delikatessen hinzuzufügen, die sich nicht so ganz mit dem Vollwertverständnis vertragen. Und dazu gehören auch die süßen Kleinigkeiten, auf die manche von uns nicht verzichten wollen (und sollen und können).

Ich habe es mir zur Aufgabe gemacht, ein Konzept zu vermitteln, das im Alltag für Jedermann anwendbar ist.

Es schließt vor allem Regeln ein, die den Genuss und liebe Gewohnheiten nicht auf der Strecke bleiben lassen. Wer sich dazu entschließt, mit sich selbst viel strenger zu sein, kann diese löbliche Entscheidung selbstredend treffen. Die anderen aber, die nicht ganz so diszipliniert sind und einer süßen Verführung schon mal erliegen (möchten), sollen wissen, dass damit die Welt noch nicht untergeht, und man sich dennoch insgesamt gesehen, durchaus gesund ernähren kann.

Zucker? Also JA! Aber nicht immerzu, sondern eben gelegentlich als Krönung einer Mahlzeit oder zu einer besonderen Gelegenheit.

Arteriosklerose

Hier ist sie: unbestreitbar die <u>Todesursache</u> Nummer I in Deutschland.

Die Arteriosklerose, umgangssprachlich Arterienverkalkung genannt, ist die wichtigste und allerhäufigste, krankhafte Veränderung der Arterien. Dabei kommt es zu deren Verhärtung oder Verdickung, Elastizitätsverlust und somit zu einer Verengung der Arterien. Arteriosklerose spielt oft eine maßgebliche Rolle bei der Ursache für Herzinfarkt und Schlaganfall.

Der Hauptgrund für diese bedrohliche Krankheit ist zu vieles und falsches Essen.

Es ist die Überernährung, die unserer Gesundheit am allermeisten schadet. Es wird nicht nur zu viel gegessen. Schwerwiegend ist auch, dass die wichtigen Bestandteile der

Nahrung, Vitamine, Mineralstoffe, Spurenelemente, und Pflanzensekundärstoffe in unserer heutigen Ernährung nicht mehr ausreichend enthalten sind.

Ganz besonders schwer zu Buche aber schlägt der zu hohe Fett- und Fleischverzehr. Vor allem die tierischen Fette belasten den Organismus sehr.

Zu viel **Salz**, zu viel **Zucker**, **Alkoholverbrauch** und **Nikotin**, sind für das gesamte Ader-System eine große Belastung.

Auch durch ein **Zuviel an tierischen Eiweißen** kommt es zusätzlich zur Bildung eines Übermaßes an Cholesterin, das leider die Neigung hat, sich an den Gefäßwänden festzusetzen.

Es ist deshalb unbedingt erforderlich,von zu großem **Fleischverzehr** abzusehen.

Die Reduzierung des Fleischkonsums sollte uns heutzutage leicht fallen, da wir nahezu täglich Horrormeldungen in allen Medien vernehmen können, die in Zusammenhang mit Tierhaltung und minderwertiger Fleischqualität stehen.

Dies bezieht sich auf nahezu alle Fleischsorten. Aber nicht nur das Fleisch und die Fleischprodukte sind in Verruf geraten. Es ist ja bereits gefährlich, **Eier** zu sich zu nehmen, da ein großer Teil von ihnen die Gefahr von Salmonellen in sich birgt.

Nach meinen persönlichen Erfahrungen in der Arbeit mit Kurgästen und und unzähligen Seminarteilnehmern und Seminareilnehmerinnen, sowie auch nach Meinung vieler reno-mmierter Mediziner, sollte auch ein Übermaß an **Milch** und **Milchprodukten** gemieden werden. Dies ist besonders bei Neigung zu Rheuma, Gicht und Neurodermitis, anzuraten.

Die Übersäuerung durch Fleischwaren und andere tierische Produkte trägt sehr zur gefürchteten Arteriosklerose bei.

Weitere ernährungsbedingte Krankheiten
Für die Entstehung der ernährungsbedingten Erkrankungen spielen, neben dem Faktor Ernährung, noch andere Einflüsse eine Rolle.

Bewegung ist eine Grundvoraussetzung für gesunde Körperfunktionen. Jeder Mensch muss heute darüber nachdenken, ob die von ihm praktizierte Körperertüchtigung ausreicht, damit der Blutkreislauf ungestört funktioniert und die Gefäßwände elastisch bleiben. Dabei ist es besonders von Bedeutung, dass ein Körpertraining regelmäßig betrieben wird, auch wenn es nur 10 Minuten am Tage sind.

Bluthochdruck ergibt sich oftmals aus Bewegungsmangel oder falschen Essgewohnheiten. Dadurch sind Gefäßwände über Gebühr belastet und die Sauerstoffversorgung im Körper ist gefährdet. *Altersdiabetes* ist zumeist durch ein Zuviel an konzentrierten Kohlenhydraten verursacht.

Schadstoffe aus Umwelt (Luftverschmutzung, Wasserbelastung) und durch Medikamente, sowie Lebensmittel- und Kosmetikzusätze verursachen Allergien und belasten unser körpereigenes Entgiftungssystem.

Stress ist ein Risikofaktor für Bluthochdruck, Herzinfarkt und Arteriosklerose.

Alkohol, Nikotin, Drogen tragen zur Gefäßverengung bei und stören die Stoffwechselabläufe enorm.

Alter trägt leider auch dazu bei, dass die Elastizität der Gefäßwände abnimmt.

Wie ist nun den Auslösern all dieser „Wohlstandsunarten" zu begegnen?

Auf jeden Fall lässt sich durch entsprechende Vorsorge das Schlimmste vermeiden. Wer die Gefahren kennt, kann sich danach richten und muss nicht den mühsamen Weg gehen, wenn es schon „fünf Minuten vor Zwölf" ist. Es ist noch umstritten, inwieweit sich entstandener Schaden im Gefäßsystem wieder reparieren lässt. Jedoch ist durch eine Umkehr der Ernährungs- und Lebensgewohnheiten in vielen Fällen eine deutliche Besserung der Befindlichkeit zu erreichen. Zumindest kann so mancher Verschleiß zum Stillstand gebracht werden. So habe ich zum Beispiel bei meinen Betreuungen von Kurgästen beobachten können, dass ein täglicher, rascher Spaziergang von ca. drei Kilometern bei Bluthochdruck Wunder wirken kann.

Dramatische Verbesserungen des Gesundheitszustandes jedoch sind mit einer sinnvollen Ernährungsumstellung verbunden. Aber auch die Gemütslage spielt bei der Gesunderhaltung oder bei der Regeneration eine große Rolle.

Wir haben es also zumeist selbst in der Hand, ob die gesundheitliche Gefahrenquelle wie die Arteriosklerose und andere auch für uns zu einer Bedrohung wird oder nicht.

Mein Tipp: *Soja, das Fleisch vom Felde.* Weltweit gilt *Soja als d i e Anti-Aging-Nahrung N° 1.* Durch seine hochwertigen Proteinanteile, die Ballaststoffe, die sich positiv auf die Darmgesundheit auswirken und die pflanzlichen Östrogene scheint sich hier offenbar eine ideale Versorgung mit Aminosäuren, den kleinen Eiweißbausteinen zu finden, die der Körper für seine Regeneration benötigt. Neben Sojamilch und Tofu gibt es hochwertiges Sojafleisch, aus dem sich fast alle Rezepte bereiten lassen, die es für Fleisch auch gibt. Geboten werden *Soja-Hack* für Bratlinge und *Füllungen*, *Sojaschnetzel* für feine Schnetzelgerichte und *Soja-Ragout* für Gulasch.
Erhältlich bei: *www.vegetarischerVersand.de.*

Mikrowelle – JA oder NEIN?
Ehrlich gesagt: ich weiß es nicht!

„Ist es empfehlenswert, in der Mikrowelle aufzutauen, aufzuwärmen oder gar zu kochen?" Diese Frage wird sehr oft an mich herangetragen. Aber, um ehrlich zu sein, lässt sie sich von meiner Seite her tatsächlich nur halbherzig beantworten. Zu groß sind die Unsicherheiten, die durch die unterschiedlichsten und oft gegensätzlichsten Publikationen verbreitet werden. Ich rate generell von der Mikrowelle in der Küche ab. Erklärt habe ich dies bisher mit meinem eigenen Unbehagen und mit gelegentlich warnender Literatur über dieses Thema, das man hier und dort als zaghaften Einspruch gegen so viel Euphorie findet. Um allerdings faktisch richtig den vielen Lobgesängen auf die Mikrowelle begegnen zu können, müsste man schon zumindest Elektroingenieur, Biologe, Biochemiker und Arzt mit entsprechender Spezialisierung sein. Diese Kombination allerdings lässt sich in der Praxis kaum finden. Und ausschließlich mit dem gesunden Menschenverstand lässt sich gegen wissenschaftliche Abhandlungen nicht ausreichend kontern. Ich liste hier nur einige Fakten auf, die ich ernst zu nehmenden Veröffentlichungen entnommen habe und die mich veranlassen, nicht so einfach grünes Licht für die Mikrowelle zu geben, sondern diesem Thema eher mit Bedenken zu begegnen.

Das Prinzip der Mikrowelle: Es beruht darauf, dass durch Wechselstromwirkung Atome, Moleküle und Zellen von elektromagnetischen Strahlungen getroffen werden. Diese werden bis zu ***hundertmilliarden*** Mal pro Sekunde umgepolt (!).

Mögliche Folgen: Solche gewaltigen Kräfte hält auf Dauer kein Molekül, keine Zelle, kein Organismus aus. Nicht einmal, wenn die Strahlung nur eine ganz geringe Intensität von wenigen Milli- oder Mikrowatt hat. Aufgrund sehr vieler Pflanzen- und Tierversuche scheint sich die Vermutung zu bestätigen, dass lebende Organismen durch Mikrowellen zum Teil erheblich gestört oder gar zerstört werden können. Natürliche Kreisläufe können lahm gelegt werden, Molekülstrukturen zerreißen, Moleküle können zwangsverformt werden, Zellmembranen können zerstört, die Zellteilung behindert werden. Dabei sollen Veränderungen des Erbgutes ebenso beobachtet worden sein, wie das gehäufte Auftreten von Leukämie.

Bei der Warnung davor, die Nahrung per Mikrowelle zu erhitzen, geht es deshalb heute auch weniger darum, ob die benutzten Geräte dicht sind, sondern darum, dass bereits erwiesen sein soll, dass mikrowellenbehandelte Ware Veränderungen im Blut bewirken sollen, die nach dem Genuss konventionell erhitzter Ware so nicht eintreten.

So wurde zum Beispiel in Studien festgestellt, dass bei Benutzern einer Mikrowelle wohl eine deutliche Abnahme der roten und die Zunahme von weißen Blutkörperchen stattfand. Verschiedene wissenschaftliche Forschungen kamen zudem zu dem Ergebnis, dass eine Veränderung der Aminosäurestrukturen durch Mikrowellen die Immunabwehr herabsetzen kann.

Von unbestreitbar geschmacklichen Einbußen will ich hier gar nicht reden.

Der Beweis für die Schädlichkeit oder Entwarnung? Das Befürworten der Mikrowelle steht in ihrer Endgültigkeit ebenso aus, wie der Beweis für ihre Unbedenklichkeit. So rate ich ganz einfach nur zur Vorsicht. Oftmals sind es ja die Spätschäden, die uns durch Leichtfertigkeit im Umgang mit unbekannten Größen, dann vielleicht irgendwann zu schaffen machen. Ich selbst verzichte weitgehend darauf, von Mikrowellen bestrahlte

Nahrung zu mir zu nehmen, insbesondere deshalb, weil wir über deren letztendliche Wirkung auf unseren Organismus noch keine ausreichenden Kenntnisse haben. Dies gilt vorrangig für die Nahrung, die wir unseren Kindern geben, deren Empfindsamkeit auf solche massiven Einwirkungen nicht wirklich abzusehen ist.

Gentechnologie – Segen oder Fluch?

Unsere DNA - dieser Bauplan in unseren Zellen kann von Wissenschaftlern heutzutage, je nach Wissensstand, vielfältig verändert werden.

Es gibt Pro- und Kontrastimmen. Die einen sehen in den genmanipulierten Nahrungsmitteln ungeahnte Chancen, die anderen warnen und malen die schlimmsten Folgen an die Zukunftsleinwand.
Ich will hier einmal die Möglichkeiten und auch die Risiken dieser, der Natur entfremdeten Produkte, von der Seite des Verbrauchers beleuchten. Was bedeutet das Wort Genmanipulation? Der lebende Organismus verfügt über die sogenannte DNA. Sie befindet sich im Zellkern und ist Träger der genetischen Information. Man kann sie sozusagen als Bauplan betrachten.

Der Nutzen der *Gentech*-Lebensmittel ist, nach Aussage eines Mitarbeiters des Umweltinstitutes München, Volker Haas, jedoch bedenklich, wenn die ethischen Grundsätze nicht sorgsam beachtet werden und nicht alle Vorsichtsmaßnahmen Beachtung finden.
Gen-veränderte Nahrung birgt Risiken für Mensch und Umwelt. Niemand weiß mit Bestimmtheit zu sagen, wie sich ihr Verzehr langfristig auswirkt. Da gibt es beispielsweise Züchtungen, die ihr eigenes Insektengift produzieren.

Und niemand weiß genau, was das zum Beispiel für Allergiker bedeutet, die es schwer genug haben, die Allergene zu verifizieren, die ihnen bislang schon so viel zu schaffen machen.

Die Gen-Wissenschaftler können nach ihrem heutigen Wissensstand, Schöpfer spielen, völlig neuartige Pflanzen wachsen lassen und Tierorganismen so verändern, dass sie mit ihren Ursprungseigenschaften kaum noch etwas gemein haben.

Beispiele: Kartoffeln, Tomaten, Melonen und andere Früchte und Gemüse, sowie Käse, Wein, Bier, Milch, Joghurt, Süßstoffe und Geschmacksverstärker und naturidentische Aromen sind Versuchs-Nahrungsmittel, die sich bereits im Handel befinden und in Bezug auf Widerstandsfähigkeit, Frischeverlängerung und Inhaltsstoffe gentechnisch verändert sind.
Schweine werden zum Beispiel mit Menschen-Genen versehen (!) und übernehmen bauch „menschentypische" Krankheiten. Eine leckere Idee, Fleisch, das mit „Menschen-Zutaten" versehen ist, verzehren zu müssen!

Andererseits bedient sich auch die Natur einer gewissen Genmanipulation im Laufe der Evolution. Auch sie passt ihre Gewächse und Geschöpfe der Umwelt an.

Die Menschen nun wollen die (Jahrtausende dauernden) Zwischenstationen, die die Natur dafür durchläuft, überspringen und praktizieren „Anpassung im Schnelldurchlauf".

Nicht außer Acht zu lassen sind durchaus jedoch die einzigartigen Möglichkeiten der Wissenschaftler, dem ***Welthunger*** in der Dritten Welt zu begegnen, indem zum Beispiel besonders nährstoffreiche Pflanzen „kreiert" werden, die mit einem Minimum an Wasser auskommen.

Ich rate dazu, die Entwicklung aufmerksam zu verfolgen und so lange wie möglich weitgehend naturbelassene Lebensmittel bei Händlern des Vertrauens zu kaufen.
Wenn ich hier zu Bioläden und Reformhäusern rate, so deshalb, weil Supermärkte sehr viel mehr darauf angewiesen sind, dass Obst und Gemüse nach der Ernte langlebig sind und keine Einbuße am Aussehen erleiden dürfen und weil Großeinkäufer weniger über ihre Zulieferer wissen.
Informiere Dich also in den Medien und durch Fachliteratur über neueste Erkenntnisse auf diesem Gebiet.

Bestrahlte Lebensmittel – Lieber nicht!

Hier finden besonders große Einbußen auf den Geschmack und Nährstoffgehalt statt.
Es hat sich in der Vergangenheit häufig erwiesen, dass das Vorpreschen in die Belange der Schöpfung ein Schuss nach hinten sein kann. Nur selten ist vorher absehbar, welche Folgen der Eingriff in den Regelkreis der Natur haben wird, der sich über viele Millionen von Jahren im Laufe der Evolution folgerichtig entwickelt hat.
Nur der Mensch in seinem Wahn, die Natur auf der Stelle noch verbessern zu wollen, richtet einen Schaden an, der das Gleichgewicht der Schöpfung empfindlich stört und dessen Folgen möglicherweise noch unseren Kindeskindern, ja unzähligen Generationen, zu schaffen machen kann.

Größte Vorsicht müssen wir bei der Behandlung unserer Nahrung walten lassen.

Es sollte unser Bestreben sein, dass alles so naturbelassen wie nur möglich, bleibt. Wie aber kann das realisiert werden, wenn wir uns kaum noch von den Früchten (von der Nahrung) aus der Region ernähren, sondern riesige Anfahrtswege, oft aus dem Ausland, ja auch aus Übersee, in Kauf nehmen. Da ist es fast zwingend notwendig, eine gewisse Keimfreiheit zu erzielen, um der Verderblichkeit der Waren vorzubeugen.
Die Wissenschaftler, die an vielen Möglichkeiten herumlaborieren, meinen nun, mit der Strahlenbehandlung eine elegante Lösung gefunden zu haben. Selbst die Weltgesundheitsorganisation, die Ernährungs- und Agrarorganisation und die Internationale Atomenergiebehörde, sprechen in ihren Ausführungen erstaunlicherweise nicht von der Unbedenklichkeit der Strahlenbehandlung von Nahrung, sondern lediglich von „gewisser Annehmbarkeit" der Qualität von Lebensmitteln, die mit einer bestimmten Dosis bestrahlt wurden.
Nicht also von gesundheitlicher Unbedenklichkeit, ist hier die Rede sondern lediglich von „Annehmbarkeit", .Hört sich nicht gut an, nicht wahr?

Mögliche Veränderungen sind: Besonders essentielle Fettsäuren, die wir so dringend benötigen, werden mit Bestrahlung völlig zerstört. Dies gilt auch für andere lebenswichtige

Nährstoffe. Bei Vitaminen bleiben nach Bestrahlung und Nahrungszubereitung kaum noch nennenswerte Vitalstoffe übrig. Zellwände werden zerstört. Das Fruchtfleisch von Obst wird mehlig, zeigt regelrechte „Verwachsungen", wie Krebsgeschwüre. Der Geschmack leidet, wird oftmals völlig verändert, oder fast zunichte gemacht.

Keimfreiheit garantiert? Mitnichten. Denn dafür müssten riesige Strahlungsdosen eingesetzt werden, die jedoch einen äußerst unangenehmen Geschmack hervorrufen würden. Zusätzlich käme es dabei zu völlig unvorhergesehenen und für den Verbraucher gänzlich unzumutbaren Umbildungen mit untypischem Verderb.

Wie wird das Strahlenmaterial entsorgt? Das wirft ein zusätzliches Problem auf, haben wir doch schon genug Sorgen mit dem Strahlenmüll aus den Kernkraftwerken. Ein Ausweg aus diesem Dilemma ist nicht in Sicht. Weitere Mülldeponien werden eingerichtet und belasten die Umwelt.

Wie kann sich der Verbraucher schützen? Das ist nur möglich, wenn er aufmerksam seine Einkäufe erledigt, das Kleingedruckte eingehend studiert und möglichst unbehandelte Waren kauft.
Produkte aus der Region bzw. des Landes, müssen unbedingt wieder einen höheren Stellenwert bei den Verbrauchern erhalten und somit bevorzugt gewählt werden. Die Anzahl der Menschen, die natürlich und umweltschonend leben möchte, wird immer größer. Wir alle sollten uns anschließen und auch andere Menschen aufklären, damit nicht noch mehr Schaden auf unserer schönen Erde angerichtet werden kann.

Wer sich weigert, bestrahlte (und oftmals verstrahlte) Lebensmittel zu kaufen, leistet einen aktiven Umweltschutz und nützt der eigenen Gesundheit, sowie der seiner Kinder und Kindeskinder.

Der innere Schweinehund als Trainingspartner
Aber wie ist er zu überwinden? Wie nehme ich ihm seine (übergroße) Macht?

Wer kennt ihn nicht, diesen krummen Hund, nämlich den berühmten „inneren Schweinehund". Er, nur er ist daran schuld, wenn wir nicht das Leben führen, das wir uns ersehnen. Ein Leben voller Vitalität, strahlender Gesundheit und Lebensfreude, funkensprühend, randvoll mit schönen Erlebnissen, interessanten Begegnungen.

Was aber hält uns eigentlich davon ab, genau die Lebensqualität zu schaffen, die wir uns für unser Glück und unsere Entwicklung erhofft oder zumindest vorstellen?

Statt wirklich zu leben, lassen sich viel zu viele Menschen auf einen relativ tristen und ereignislosen Alltag ein.

Und mit den Unternehmungen ist das auch so eine Sache. Sind wir nicht viel zu oft Meister im Aufschieben? Ein typisches Beispiel nur:

„Das Wetter lädt heute nicht dazu ein, noch an die frische Luft zu gehen, obwohl man sich den Spaziergang doch so eisern vorgenommen hatte und ihn eigentlich auch dringend bräuchte, um etwas zu entspannen und Sauerstoff zu tanken!" Dabei sind wir doch nicht aus Zucker und fühlen uns nach einem Lauf durch den Regen (mit richtiger Kleidung versteht sich) besonders wohl.

Und so geht es den meisten guten Vorsätzen, die das Jahr über so anfallen weiter: jawohl, etwas Sport täte der Gesundheit nicht nur gut, der Sport wäre geradezu lebensnotwendig bei der ewig sitzenden und eher inaktiven Lebensweise des heutigen Menschen. Sicher, nach dem letzten Gymnastikursus war man sooo begeistert. Es ging dem Körper auch deutlich besser, man war viel schwungvoller und die Rückenschmerzen waren nahezu gänzlich verschwunden. Ja und dann?

Die Motivation hielt keine vierzehn Tage an. Da galt an jedem Tag eine andere Ausrede: „...heute nicht, ich hatte so eine schreckliche Nacht" oder: „... heute bin ich schon so spät dran!" oder: „heute tut mir mein Knie so weh!" oder, oder, oder!

Jeder weiß doch ziemlich genau, was ihm nützt und was ganz sicher schadet. Überhaupt müsste man viel, viel mehr unternehmen. Das Leben ist so kurz und auf jeden Fall zu schade, um es nur vor der „Glotze" zu vertrödeln.

Wer aber verbringt denn seine Zeit mit Familie, Kindern, Freunden oder mit sich alleine, noch wirklich sinnvoll? So, dass jede Stunde eine Bereicherung ist und nicht bloße Pflichterfüllung oder das Totschlagen des Feierabends oder des Wochenendes?

Dabei wissen wir nur zu genau, dass man von einem Konto nur dann etwas abheben kann, wenn vorher etwas eingezahlt wurde.

Das bezieht sich auf alle Sparten des Lebens. Familien- und Freundesbande wollen gepflegt sein und kosten manches Opfer, sollen sie ein ganzes Leben lang halten. Genauso ist es mit der Gesundheit. *Dr. Julius Hacketal*, der berühmte Revoluzzer unter den Ärzten, hat immer wieder betont: *„Gesundheit ist Fleiß!"*

„Gesundheit ist Fleiß!"

Besonders im Alter, dann kann man die Ernte einbringen, für deren Saat man rechtzeitig gesorgt hat. Wie aber ist es zu bewerkstelligen, die erforderliche Disziplin aufzubringen, um die wichtigen Dinge des Lebens nicht zu versäumen?

Sicher gibt es da sehr unterschiedliche Möglichkeiten, um sich immer wieder „auf den Pfad der Tugend" zurückzubringen. Sehr zu bewundern sind da die besonders Charakterstarken, denen es ganz leicht fällt, immer das Richtige zu tun. Der normale Sterbliche aber ist mit ihm geschlagen, dem lästigen „inneren Schweinehund", den es immer wieder neu zu überwinden, ja zu überlisten, gilt.

Der Mensch bringt bei eher unerheblichen, täglichen Verrichtungen viel Energie auf und erledigt sie ohne Klage. Denke man nur an so relativ unwesentlichen Dinge, wie das Säubern der Wohnung, Treppen putzen, Frisieren, Schminken, die Pflege von Garten oder Balkon, das Schneiden von Hecken, Sträuchern und Bäumen, der Besuch des Stammtisches, das Abgeben des Lottoscheines, die Wartung des Autos, die Geburtstagskarten für die Freunde und Verwandten und so weiter.

Wieso aber kommt es bei all diesen Alltags-Verrichtungen nicht zu Versäumnissen? *Weil wir sie gewöhnt sind!*

Die Gewohnheit ist ein starkes Band. Wenn ich das erkannt habe, so müsste es eigentlich ganz einfach sein, aus den, für mich geltenden Notwendigkeiten, ebenfalls eine

Gewohnheit zu machen. Oder? Dennoch fällt es uns oft so schwer, gute und wichtige Vorsätze einzuhalten.

Um es dennoch zu schaffen, bedarf es einer tragbaren Strategie.
Dazu gehört in allererster Linie, dass man sich hinsetzt und eine ehrliche Bilanz zieht: was im Leben ist überflüssig, welche Bürde kann abgeworfen werden, was belastet nur, und was kostet unnötig viel Kraft.

Es erstaunt, wenn man dahinterkommt, dass die alten, zum Teil übernommenen Verhaltensmuster, die oftmals keinen Sinn mehr machen, längst überholt sind oder schlichtweg einfach überflüssig geworden sind.

Denke ich mal nur an unsere Essgewohnheiten. Da ist es zum Beispiel Tradition, dass zu einem richtigen Frühstück ein Ei gehört und Toastbrot oder Brötchen, Marmelade, oft sogar Käse und Wurst.
Ein anderes Frühstück schmeckt uns (erstmal) nicht. Uns würde etwas Wesentliches fehlen, sollte man zum Beispiel nur noch Früchte, gleich nach dem Aufstehen, verspeisen. Lass' Dir sagen, dass auch das die reine Gewohnheit ist.

Ein massives Kohlenhydratfrühstück scheint Dir nach einigen Wochen undenkbar, wenn Du Dich daran gewöhnt hast, Dich morgens mit köstlichen Früchten zu erfrischen.

Gibst Du dann später gelegentlich den „alten Sehnsüchten" nach und legst zwischendurch ein Frühstück der alten Art ein, dann merkst Du ganz von selbst, wie belastend das für Deinen Organismus ist und wie wenig wohl Du Dich danach fühlst.
Nur, und das ist der Haken, mit bloßer Vernunft lässt sich bei dem brisanten Thema „innerer Schweinehund" nicht allzu viel ausrichten.

Den alten Gewohnheiten muss man neue entgegensetzen. Nur dann funktioniert das Konzept. Und das ist das ganze Geheimnis!

Nach Deiner persönlichen Aufräumbilanz geht es an das Konzipieren eines völlig neuen Lebensplanes. Und dafür braucht man ein ausgeklügeltes Schema.

Wenn man sich seine alten Verhaltensstrukturen vor Augen geführt hat, sollte man überlegen, was dazu geführt hat, dass sie sich so einbürgern konnten.
Nun steht vor allen Dingen der Entschluss, eine Änderung zu erreichen. Dazu bedarf es eines kleinen Quäntchens Willen. Aber man bedenke, würde man nicht jede Woche zur Lottoannahmestelle rasen, wenn man genau wüsste, dass einem sechs Richtige winken? Auch für nur fünf Richtige würde man schon loslaufen, oder? Dabei handelt es sich „nur" um Geld. Was glaubt man, was sich dadurch in seinem Leben verbessert? Die Lebensqualität? Nun, die kann man auch verbessern, wenn der schnöde Mammon keine Rolle darin spielt.

Findet man die Investition von täglich wenigen Minuten zu hoch, wenn man dafür absolut sicher weiß, dass man sich von Tag zu Tag besser und energievoller fühlt? Das praktisch der „Lottogewinn" garantiert ist?

Ich meine zum Beispiel das Praktizieren der „5 Tibeter" als kleines *Bewegungsprogramm*. Und ist es zu viel verlangt, dass man der wichtigsten Handlung am Tage, nämlich der *Ernährung*, mehr Bedeutung beimisst, weil man dadurch gesund wird und bleibt?

Nur wenige Überlegungen sind also nötig, damit man ab morgen intelligente Entscheidungen für seine Nahrungszufuhr trifft und nicht einfach das in sich hinein-schaufelt, was einem gerade in den Sinn kommt oder was man sieht.
Genauso sieht es mit der *Geisteshaltung* aus. Es liegt an uns, ob wir zulassen, dass die negativen Dinge uns herunterziehen oder ob man aus allen schädigenden Energien die persönliche Kraft entgegensetzt, die uns täglich in tatsächlich unbegrenzter Menge zur Verfügung steht?
Überlege einmal, wie wichtig es für Dich ist, im Auto Radio zu hören. Nutze stattdessen lieber die Zeit des Autofahrens dafür, Dich mit Affirmation auf den Tag vorzubereiten. Fülle Dich täglich an mit Selbstvertrauen, Liebe, heilsamer Energie, Nachsicht, Einsicht, Mitgefühl, mit Interesse für Deine Mitmenschen und Verständnis mit ihnen.

Mach' Dir vor allen Dingen jeden Tag neu klar, dass Du für Dich der allerwichtigste Mensch bist, dass Du Dich achtest und ehrst und dass Du eine einmalige Schöpfung des Universums bist.

Jawohl, Du bist wichtig für den gesamten Regelkreis. Du bist wichtig – vor allem aber für Dich!

Warum sollst Du Dir das alles bewusst machen? Weil es uns allen, und sicherlich auch Dir, in erster Linie oft an genügend <u>Eigenliebe</u> und Selbstbewusstsein mangelt.

Und ohne diese können wir kein heiles, gesundheitsförderndes Verhaltensmuster aufbauen. Und ohne seelische Stabilität fällt es uns sehr schwer, uns von alten Gewohnheiten zu trennen, die wir als „Krücken" benötigten, um keine neuen Entscheidungen treffen zu müssen.
Um Leben lebenswert zu gestalten bedarf es aber immer wieder neuer Überlegungen. Bedarf es des „Großreinemachens" auch in uns selbst, nicht nur in unserem Wohnbereich. Das Arbeiten an unserem Selbst bringt uns Tag für Tag weiter. Der eigene Horizont erweitert und erhellt sich mehr und mehr.

Das sollte genug Grund sein für jeden von uns, sich in Zukunft mehr Zeit für sich selbst zu nehmen. Zeit braucht man auch, um alle Vorsätze und Planungen in Ruhe auf den Weg zu bringen und sie mit der nötigen energievollen Motivation zu versehen.

Und wenn es uns wirklich schwer fällt, uns trotz aller Einsicht, zu disziplinieren, dann stehen alle die bewährten Hilfsmittel zur Verfügung, auf die man nur zurückgreifen braucht, um den Teufelskreis der Gewohnheiten zu verlassen. Man kann sich dafür regelrecht überlisten. Triff' zum Beispiel Verabredungen zu den Aktivitäten, denen Du künftig nachgehen möchtest. Gründe einen Club und/oder auch in Deinem Bekanntenkreis eine Interessengemeinschaft, damit die neuen Vorsätze nicht wieder im Sande verlaufen, sondern regelmäßig gepflegt werden können. Überlege genau, was dem Realisieren Deiner Wünsche denn nun tatsächlich im Wege steht. Und mache einen Plan, wie Dein weiteres

Leben verlaufen soll, und wie für Dich Deine ganz persönliche Lebensqualität aussehen kann.

> *Vergiss' eines niemals: ab heute beginnt der Rest Deines Lebens! Mach' was daraus! Pack' was rein! Pack' das __Richtige__ rein!*

Zeit der Gewichtsreduktion ist eine Ausnahmezeit

Mach' Dir während dieser Zeit keine Gedanken über Wiegen, Messen, Kalorienzählen! Und danach sollte das erst recht kein Thema sein, denn Du hast nun ein geniales Konzept zur Verfügung!

> *Hier, in meinem Trennkostbuch sind die Portionsgrößen, die Gewichtsreduktion gewährleisten, angegeben. Wenn Du Deinen Speiseplan, auch schon während der Zeit der Gewichtsabnahme, äußerst vielseitig und unerwartet lecker gestalten willst, so richte Deinen Speiseplan mengenmäßig nach meinen Vorschlägen.*
> *Hiermit kannst Du Dir köstliche Menüs zusammenstellen, die bevorzugt yangwertig konzipiert sind. Die EssSüchte können damit ganz sicher vertrieben werden.*

Ansonsten rate ich Dir, Dich während der Kur-Zeit, intensiv mit der Ernährungsumstellung nach der Trennkost zu beschäftigen, die Du ja im Anschluss an die Zeit der Gewichtsreduktion weiter praktizieren willst. Dadurch wächst in Dir die Erkenntnis, dass es sich hierbei nicht um Verzicht und Frust handelt, sondern um eine intelligente Ernährungsform, die man leicht und abwechslungsreich für immer praktizieren kann.

Wer die Trennkost nur anwendet, weil er schnell sein Idealgewicht erreichen möchte, sieht er sich doch im Anschluss an die Reduktionszeit nur allzu schnell wieder da, wo er gewichtsmäßig und auch in Bezug auf seine Gesundheit, angefangen hatte. Wenn die angestammten Gewohnheiten nicht überdacht und rigoros verändert werden, lässt sich kein nachhaltiges Ergebnis erzielen. Wer einfach mal vorübergehend abnehmen will, muss sich die Regeln der Trennkost nicht einprägen. Da würden Nulldiät, Saftfasten, Kalorienzählen, Schrothkuren u. a. genügen. Hier aber soll es um NACHHALTIGKEIT gehen.

Nur, wer sich zu dem kompletten Konzept entschließt, das nach der Zeit der <u>Gewichtsreduktion</u>, auch die Phasen des <u>Festigens</u> und <u>Stabilisierens</u> vorsieht, kann sich auf Dauererfolg freuen.

In der Zeit der Gewichtsreduktion wenden wir die neue Nahrungszuordnung bereits konsequent an. Sie geht uns in Fleisch und Blut über, wird im normalen Alltag zum Selbstverständnis.

Entschlackungstag - Obsttag
Dies ist eine Empfehlung, die man nicht unter allen Umständen einhalten m u s s, die aber recht hilfreich sein kann.

Da wir die Zeit der Reduktion jedoch insgesamt auch kur-mäßig nutzen wollen und eine optimale Entgiftung und Entschlackung erreichen möchten, rate ich dazu, an einem Tag pro Woche nur Obst außer Bananen, Datteln und Feigen zu essen.

Vom Morgen bis zum Abend dürfen es insgesamt bis zu zwei Kilogramm Obst von jeder möglichen Sorte sein (außer eben Bananen, Datteln und Feigen).

Dabei sollte dem jahreszeitlich aktuellen Obst der Region der Vorzug gegeben werden. Auch nach dem Erreichen des Wunschgewichts ist ein solcher Obsttag eine gute Hilfe für den Körper, sich regelmäßig von Stoffwechselschlacken zu befreien. Er reinigt das Blut, konditioniert basisch (wirkt der Übersäuerung entgegen) und macht den Kopf frei. Der gesamte Verdauungstrakt wird entlastet und von Giftstoffen befreit, die beim Verdauungsvorgang angefallen sind.
Im Übrigen ist auch schon ein halber Obsttag eine gute Empfehlung. Vormittags nur Obst und nachmittags normale Trennkost-Kost.

Ananastag: Während der Zeit der Gewichtsreduktion ist besonders ein gelegentlicher Ananastag wirkungsvoll. Die Ananas regt die Nierentätigkeit nachdrücklich an und hilft damit auch dem Entgiftungsprozess. Darüber hinaus verfügt die Ananas über Heilenzyme, die stoffwechselanregend und somit regulierend und heilend auf den gesamten Verdauungstrakt wirken.

Und nicht zu vergessen, die Ananas hat ganz besondere Ballaststoffe, Quell- und Faserstoffe, die hilfreich auch bei Verdauungsproblemen sein können und die den Darm pflegen.

Nach einem solchen Tag, mit Ananas pur, hat man zumeist ganz besonders viel abgenommen. Dies hauptsächlich deshalb, weil die Ananas auch stark entwässernd wirkt und im gesamten Darmbereich gründlich aufräumt.Allerdings, in der Euphorie der sensationellen Sofort-Ergebnisse, bitte nicht übertreiben.

EIN Ananas-Tag pro Woche ist genug. Mehrere Ananastage hintereinander schwemmen aus dem Körper zu viele Vitalstoffe und entwässern ihn zu stark.

Bei Diabetes oder anderen akuten bzw. chronischen Erkrankungen oder bei Unverträglichkeit, ist von einem Obsttag abzuraten. Auf jeden Fall sollte dann der dafür zuständige Arzt befragt werden.

Aber, ob Obst verschiedener Sorten oder einfach nur die Ananas: An einem solchen Tag verbietet es sich, irgendwelche Genussgifte, wie Kaffee, schwarzen Tee, Zigaretten, zu konsumieren. Auch Milchprodukte haben an einem Obsttag, der der Entschlackung dienen soll, keinen Platz.

Es wäre schön, wenn so ein Obst- oder Ananas- Entschlackungstag oder ein halber Tag, ein fester Bestandteil in Deiner künftigen Ernährungsplanung sein könnte. Wer dies langfristig beherzigt, fühlt sich nach einem solchen Tag leicht, frei und vollkommen erfrischt.

Der Obsttag oder Ananastag ist zur Durchführung der Trennkost nicht zwingend notwendig, sondern stellt nur eine unterstützende Maßnahme zur Entschlackung und Regeneration des Körpers dar.

Bei Unverträglichkeit kann Obst eventuell durch Melonen ersetzt werden oder der separate Obsttag entfällt ganz. Auch ein Gemüsetag, roh und gekocht, wirkt entschlackend. Dafür dann können frische Kräuter zum Einsatz kommen, nicht aber Fett oder Sahne.

Trinken nicht vergessen: Ich rate an einem Obst-Tag zu viel Mineralwasser ganz ohne, bzw. mit wenig Kohlensäure oder zu milden Kräutertees. Nur dann können die durch die neue Ernährungsweise freiwerdenden Schlacken und Giftstoffe zügig abtransportiert und ausgeschieden werden. Auch die Viskosität (Fließfähigkeit) des Blutes wird durch Flüssigkeitszufuhr günstig beeinflusst. Somit wird auch die Herztätigkeit entlastet. So manche Beschwerde über Herzrhythmusstörungen oder Herzrasen z. B., erübrigt sich.

Mein Tipp: Grüner Tee. Dieser wohlschmeckende Tee hat laut Forschungsberichten namhafter Wissenschaftler regenerierende Eigenschaften. Grüner Tee hat durch Fehlen der Teeinsäure keine ungünstigen Nebenwirkungen und ist als Anti-Stress-Tee bekannt (regt dennoch abends an!). Seine Wirkungsweisen bei Krankheiten und vielerlei Alltagsbeschwerden, sowie Zubereitungstipps, sind in dem Buch „Der grüne Tee" erläutert. Grüner Tee in bester Qualität ist erhältlich bei: http://*www.vegetarischerversand.d*e

---

Muster-Reduktionstag

> *Grundsätzlich ist die Eiweißmahlzeit mit der Kohlenhydratmahlzeit zeitlich austauschbar. Jedoch muss immer der Zeitabstand von mindestens 3 ½ bis vier Stunden eingehalten werden.*

Frühstück in der Eiweißzeit: Apfelmüsli oder ein anderes *Müsli* aus dem Programm: Hundert Gramm Magerquark, ein geraspelter Apfel, ein Teelöffel Distelöl oder anderes, kaltgepresstes Öl, ein geh. Teelöffel Leinsamen, geschrotet oder ganz, eine Walnuss grob gehackt, zwei Teelöffel Rosinen, eventuell 1 TL Birnendicksaft oder Blütenzucker. Bis zur nächsten Mahlzeit 3 ½ bis 4 Stunden.

Alternativ: ein Pfund Obst, außer Bananen, Datteln und Feigen, den Vormittag über, gegessen bis ca. eine Stunde vor der Kohlenhydratmahlzeit. Obst ist, wenn es völlig separat gegessen, in spätestens einer Stunde durch den Magen gewandert, wenn dieser leer war.

Mittagessen zur Kohlenhydratzeit: Zu Beginn der Mahlzeit immer ein *Salat*: ein großer Teller Blattsalat mit ca. einem halben Becher Joghurt-Dressing (Joghurt mit Gemüseconsommé, Pfeffer, Knoblauch, frischen Küchenkräutern nach Wahl). Zusätzlich eine Scheibe *Vollkornbrot* (Dreikorn, Sechskorn) mit etwas Butter, angemachtem Magerquark mit Schnittlauch, vegetarischem Schmalz, Kräuterbutter, sowie einer Scheibe Knäckebrot, hauchdünn Butter, mit dünner Scheibe rohem Schinken, sowie eine Scheibe Vollreiswaffel, dünn mit Kräuterfrischkäse bestreichen. Dazu Radieschen, Rettichscheiben, Tomaten oder Gurken. *Alternativ*: gekochte Kohlenhydratmahlzeit aus unserem Programm.

Abendessen zur Eiweißzeit: Zu Anfang der Mahlzeit i m m e r eine *Gemüsesuppe*: Gemüse jedweder Sorte, auch Reste vom Mittagessen, oder von Salat, weich gekocht, mit Zauberstab püriert, gewürzt mit Gemüseconsommé, Pfeffer oder Paprika, einem Schuss Sahne oder Créme Fraîche, oder Sojasahne (dann vegan) und frischen Kräutern nach Wahl. 3 *Sojabratlinge* mit Karotten in Créme fraîche mit viel Petersilie. Oder ein *Rumpsteak* (80 Gramm), in einem halben Teelöffel Butterschmalz oder Kokosöl braten. 200 Gramm Rosenkohl, in wenig Wasser gegart, mit Gemüseconsommé, Pfeffer, 1 TL Olivenöl.
Dessert zur Eiweißzeit: Mittelgroße Götterspeise, dafür ein viertel Liter Orangensaft oder Traubensaft nach nach Vorschrift mit Agar-Agar andicken, mit wenig Birnendicksaft oder Palmblütenzucker süßen, mit Schlagsahnetupfer servieren. Das Dessert kann auch später abends eingenommen werden und wirkt gegen Hungergefühle und ist supergesund.

Tipp gegen Hunger: Das Zauberglas als allerbeste Hungerbremse; der Inhalt wird den ganzen Tag über geknabbert. Das wirkt fabelhaft gegen Übersäuerung des Körpers und hilft der Darmtätigkeit: rohes Gemüse als Zwischenmahlzeit im verschließbaren Glas. Genauere Beschreibung auf einer der nächsten Seiten.

Mein Tipp: EssSucht – 8 einfache Regeln…. Dieses Buch gehört in die Hand aller Menschen, die über Ernährungsfragen in Familie und Beruf entscheiden und für die das Thema „Überernährung" ein Thema ist. Die Grundlagen von Leben und Gesundheit lassen den Leser teilnehmen an den Nöten von Menschen, die mit einem „Zuviel auf dem Speisezettel kämpfen. Hier geht es um die Ursachen von EssSucht.

Jeder tut mit dem, was er isst, etwas für oder gegen seine Gesundheit. Darum ist der Einblick in die Geheimnisse der seelischen Hintergründe und auch, wie man damit umgehen kann, von Bedeutung für jeden ernsthaft an seinem Wohlergehen, interessierten Menschen. Alle meine Bücher sind bei AMAZON erhältlich, genauso wie bei: *www.vegetarischerversand.de*

Kleiner Küchenzettel mit Beispielen
Tipps für die Zusammenstellung der Nahrung, einige Beispiele.

Wichtigste Grundregel muss sein: wir wollen weniger Kohlenhydrate essen. Nur *einmal* pro Tag werden Brot *oder* Kartoffeln *oder* Reis *oder* Nudeln verzehrt, keineswegs zu jeder Mahlzeit. Es heißt also grundsätzlich **ODER** statt **UND**.

Morgens: Müsli: nach unserem Rezept, das sättigt eher als nur Obst. *Alternativ*: zwei Stücke Obst, außer Bananen, *oder* Vollkornbrot mit Aufstrich aus unserem Programm, dies jedoch nur selten zum Frühstück, da starke Säurebildner. *Empfohlen ggf. als 2. Frühstück.*

Mittags: Salat: Salate der Wahl, wenig Dressing. Brote: ein Knäckebrot und eine große oder zwei kleine Scheiben Vollkornbrot. Belag: Butter hauchdünn, mit dünnen Scheibchen Salami, rohem Schinken, Räucherlachs, etwas Frischkäse, Quark mit Schnittlauch o. a., Hüttenkäse, Camembert oder Schimmelkäse, mindestens sechzig Prozent i.Tr., Rahmgouda, Raclettekäse siebzig Prozent i.Tr., Tomaten mit Zwiebeln, Radieschen, Rührei aus Eigelb mit Crème fraîche, gebratenen Zwiebeln, gewürfelte und geschmorte Gurken, gewürfelte und geschmorte Paprika, Tofu-Aufstrich, Räucher-Tofu als Hamburger. Empfehlenswert auch vegetarisches Schmalz. Kräuterbutter, Schafskäsecreme. Beilagen: eine Karotte oder einen Kohlrabi oder eine Paprikaschote oder Rettichscheiben oder ein Bund Radieschen oder eine große Tomate oder eine viertel Salatgurke oder rohe Sellerieknolle als super Appetitzügler. *Alternativ*: gekochte Kohlenhydratmahlzeit. (Immer mit Abendessen austauschbar)

Abends: *Gemüse;* je 200 g bis 250 g gegart und gewürzt nach Belieben, angerichtet mit einer Messerspitze Butter oder einem Eßlöffel Sojasahne. *Fleisch:* ca. 60 bis 100 g Fleisch naturgebraten, gekocht oder geschmort. *Soja:* der ideale Proteinlieferant verbrennt im Körper schlackenfrei, super Sattmacher, Kalziumlieferant (wenige Broteinheiten pro Mahlzeit). *Tofu:* ist neutral, hat ganz wenig Kalorien, macht satt und ist sehr leicht verdaulich, Kalziumlieferant (wenige Broteinheiten). *Dessert:* ein kleines Stück Obst oder ein Schnitz Melone oder Götterspeise (Saft mit Agar Agar) mit Birnendicksaft gesüßt, oder Joghurt/Quark, mit frischen Früchten. Oder Obst, etwas gesalzen, von beiden Seiten gebraten (macht gut satt). *Käse:* statt des üblichen Abendessens, kann als Hauptmahlzeit gelegentlich ein kleiner Käseteller mit viel Obst gegessen werden oder gegartes Gemüse mit zwei bis drei Scheiben Käse überschmolzen.

Verschiedene Extratipps: für Salatfans tut es als Hauptmahlzeit gelegentlich eine Salatschüssel mit gebratenem Tofu, gewürzten, in etwas Fett gebratenen Soja-Schnetzel, Krabben oder Thunfisch, Käse oder gekochtem Schinken und Ei. Bei einer Abendmahlzeit kann auch eine Gemüseplatte mit Ei gegessen werden. Als Zwischenmahlzeiten empfehle ich milchgesäuertes Gemüse: grüne Bohnen, Sellerie, rote Beete, Mixed Pickles, das macht satt und ist besonders wertvoll wegen des enthaltenen Vitamin B12. Auch alle rohen Gemüsesorten eignen sich für „zwischendurch". Vegetariern empfehle ich für die Proteinversorgung Soja und Tofu. Fleischessern empfehle ich, einen Teil der Fleischportionen durch Soja zu ersetzen. Eine gute *Soja-Qualität* gewährleistet eine Geschmacksvielfalt, die durchaus auch mit der von Fleisch vergleichbar ist. Soja nützt der Gesundheit auf vielfache Weise. Als Brotaufstrich eignen sich diverse Tofu-Zubereitungen oder auch Avocado und Gemüsepasten, Eigelb-Rührei, Frischkäse, Roher Schinken, roher Fisch, Tomaten, Radieschen.

Tipps für Zubereitung und Anwendung: Es lohnt sich, alles auszuprobieren, es gelingt ganz leicht. *Soßen:* Blumenkohl weich kochen, pürieren, zu Soßenkonsistenz aufgießen. Würzen mit gebratenen Zwiebeln, Curry, grünem Pfeffer, Roquefortkäse, Tomatenmark, Crème fraîche, Sahne oder frischen Kräutern. *Suppen:* dickt man mit weichgekochtem, passierten Gemüse oder aber Kartoffeln zur Kohlenhydratzeit an. *Pudding:* wird gekocht mit Sahne, auf Milchkonsistenz verdünnt, vier Teile Wasser, ein Teil Sahne, Prise Salz, mit

Zucker gesüßt. Sonst, wie gewohnt als Kohlenhydratgericht. (Eignet sich nicht zur Reduktion).

Eintöpfe: *Kohlenhydrat:* Kartoffeln, Gemüse, Zwiebeln, Reis, Nudeln, Dinkel, Grünkern und Kürbis (der sämig wird, wie Kartoffeln). Dazu Tofu oder Schafskäse oder Mozzarellawürfel (frisch dazu servieren). *Eiweiß*: Gemüse, Fleisch, Sojaprodukte, Azukibohnen, Mungbohnen, auch mit Käse überbacken oder säuerlich mit Obst oder Zitrone.

Obst: Obst eignet sich hervorragend zu einem sättigenden Dessert oder als eine Hauptmahlzeit zur Eiweißzeit, wenn man es brät! Fingerdicke Scheiben von Apfel, Birne, Ananas, Orange oder anderem, von beiden Seiten leicht salzen und in wenig Butterschmalz, z.B. *Brabu*, braten. Ist bekömmlich, würzig und zuckersüß, nimmt die Esssucht. Mit Banane auch möglich, jedoch keine Anti-EssSuchtempfehlung. Zwei gebratene Bananen mit etwas Honig sind eine sättigende Hauptmahlzeit zur Kohlenhydratzeit.

Crêpes: lassen sich zur Eiweißzeit gut aus Kichererbsenmehl, Milch, Ei und Salz (Vegane Alternative: Sojamilch statt Ei und Milch), ggf. mit Birnendicksaft oder Blütenzucker herstellen. Hauchdünn in Butter (Vegane Alternative: Öl oder Kakaobutter oder Kokosöl) gebraten, können sie mit Pilzen, Soja-Hack, Gemüse oder mit Früchten gefüllt werden. Crêpes zur Kohlenhydratzeit werden aus Getreidemehl, statt mit Milch und ganzen Eiern, mit Sahne, die mit Wasser verdünnt ist und Eigelb angerührt.

Süßen: auf Süßstoffe verzichten: sie machen extrem esssüchtig! Zum Stillen des Süßigkeitenbedürfnisses stattdessen gebratenes Obst, wie oben, siehe Yin- und Yang-Liste. Birnendicksaft oder Blütenzucker zur Eiweißzeit, getrocknetes Obst, Rosinen. Wenig Zucker zur Kohlenhydratzeit.

Gemüsezubereitung: in wenig Wasser oder ohne Wasser garen. Mit Crème fraîche, Butter, süßer Sahne, oder Sojasahne, oder kostbarem Öl, zur Kohlenhydratmahlzeit oder, gebunden mit Kichermehl, zur Eiweißmahlzeit bereiten.

Käse: sofern Käse zum Überbacken verwendet wird, rate ich dazu, keinen nitratbehandelten Käse zu verwenden (also keinen Gouda, Tilsiter, Edamer), da er bei Hitze, gesundheitsschädliche Nitrosamine entwickelt. Als neutralen Käse, auch zur Kohlenhydratzeit, empfehlen wir Mozzarella, Schafskäse oder Butterkäse (über sechzig Prozent). Zur Eiweißzeit eignen sich auch Parmesankäse oder Pecorino.

Esszwang, Essorgie, EssSucht

Das ist das unmäßige Verlangen nach großen Nahrungsmengen, ohne Sättigungsgefühl zu spüren.

Wenn es einen doch mal überkommen hat, der Zwang, jetzt unbedingt Nahrung zu sich nehmen zu müssen, die nicht ins Konzept passt, beendet man das ungute Bedürfnis mit Hilfe von *yangwertiger Nahrung*, zum Beispiel vollwertigem, abgelagerten Brot (lange gut kauen) mit wenig Schimmelkäse, Zwiebeln, Kräutersalz. Sellerie geraspelt oder Stücke, roh. Oder Selleriescheiben salzen und in wenig Fett von beiden Seiten goldbrauch braten. Magerer Schinken, wie Bündnerfleisch ist der Yang-Tipp aus der Fleischfraktion. Sojaschnetzel quellen lassen, gut würzen und von allen Seiten anbraten, machen dem Ess-Zwang-Spuk von der vegetarischen Seite her, ebenfalls schnell ein Ende.
Kauen: verhindert durch ausreichende *Vor*-verdauung, mit Hilfe der Speichelamylase, die übermäßige Säurebildung, deshalb zwingend notwendig für unseren Körper. Darum: jeden Kohlenhydratbissen gut kauen, besonders Brot, möglichst mehr als dreißig Mal.

Trinken: möglichst nicht direkt zu den Kohlenhydrat-Mahlzeiten. Lieber vor dem Essen und eine Zeit danach, da sonst Bissen nicht ausreichend gekaut, dafür aber heruntergespült und die Verdauungssäfte verdünnt werden. Kohlenhydrate werden dadurch nicht ausreichend vorverdaut, die Bauchspeicheldrüse überlastet.

Zucker: ist Vitaminräuber und Energiedieb, möglichst also weitgehend abgewöhnen. Er ist sehr stark *yin*, also esssuchtfördernd. Honig nur gelegentlich Dieser ist nur roh enzymreich. In größeren Mengen ist er leider auch ein „Vitaminfresser", wie auch Rübensirup, Birnendicksaft, Blütenzucker. Letztere ebenfalls sparsam verwenden.

Zauberglas: Morgens sollte man sich ein „Zauberglas" zubereiten, das den Tag über gegessen wird. Großes Schraub- oder Weckglas mit mundgerechten Stücken füllen: Kohlrabi, Karotten, Radieschen, Knollensellerie, Selleriestangen, Rettich, Blumenkohlröschen, Chicoree, Radicchio. Möglichst keine Tomaten, Gurken Nachtschattengewächse).

Das „Zauberglas" hat seinen festen Platz auf dem Schreibtisch, daheim, im Auto, auf dem Küchentisch und überall. Verhindert Heißhunger und abfallenden Blutzuckerspiegel. Konditioniert basisch. ***Nimmt Esssucht völlig nach wenigen Wochen der Anwendung!!!***

Beispiel-Rezepte

für das
genußvolle Leben
im Rahmen
der

TRENNKOST-

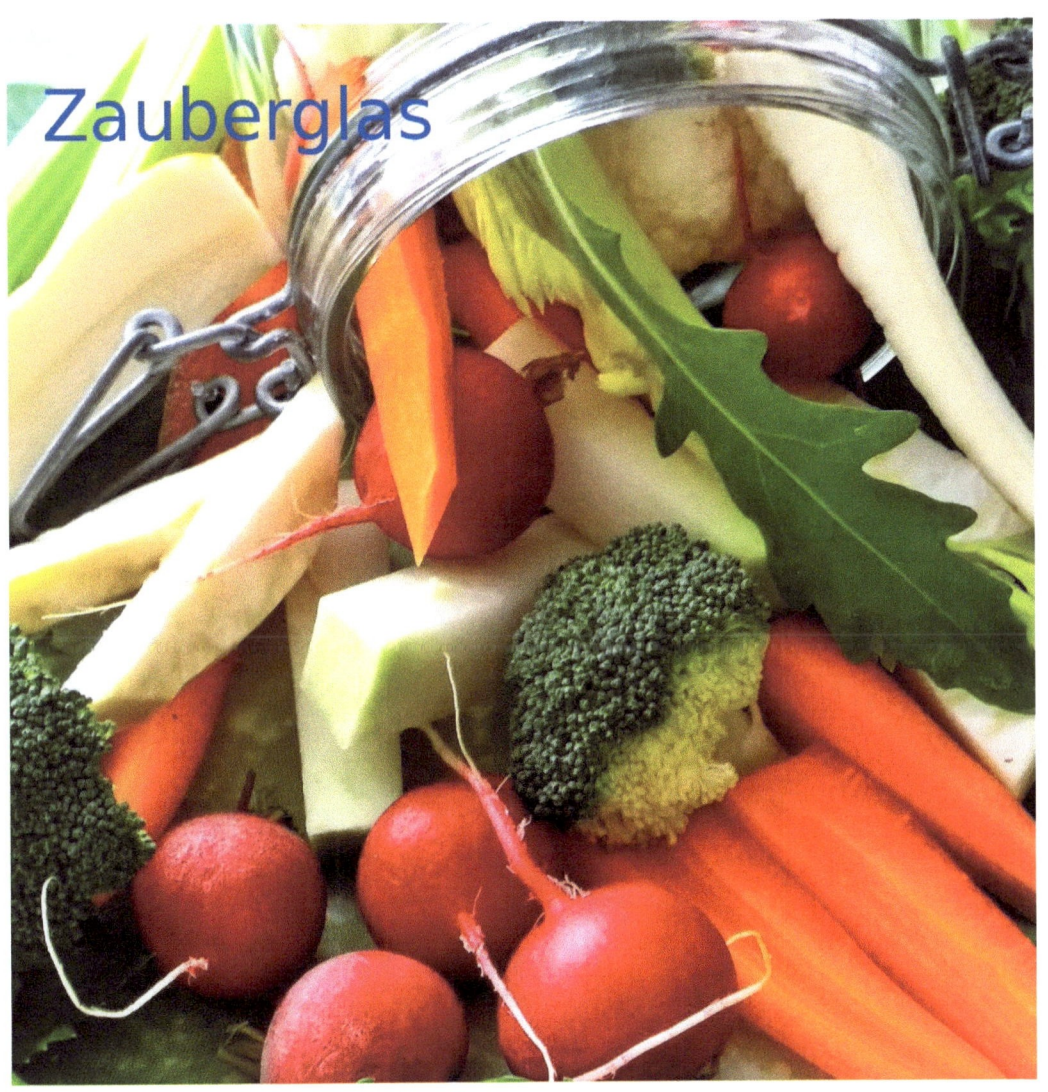

Zauberglas

bb

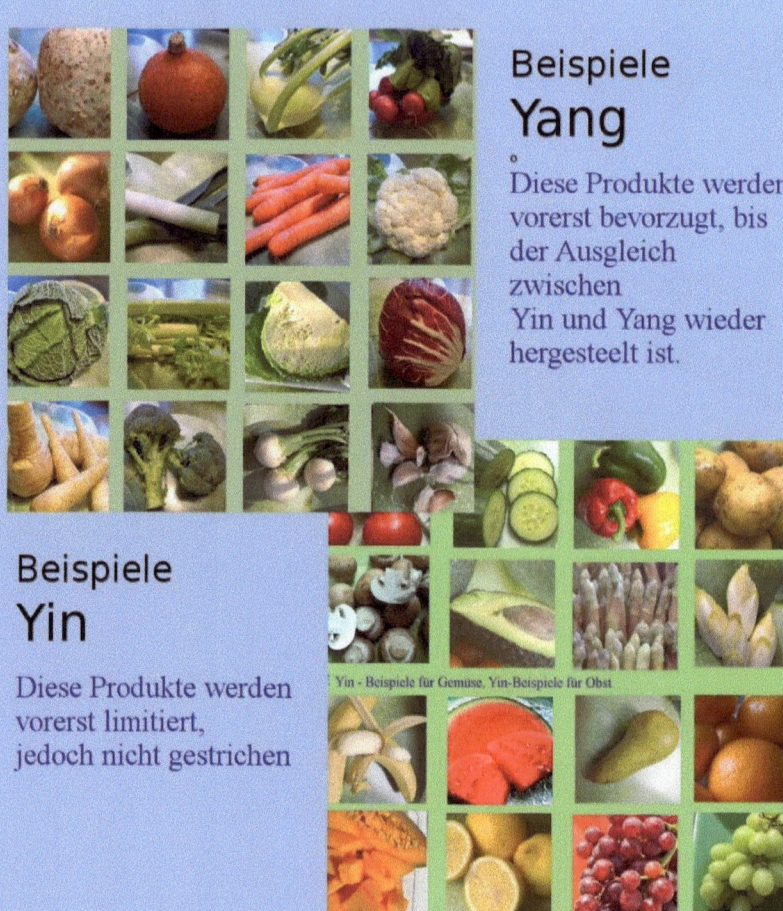

Beispiele
Yang

Diese Produkte werden vorerst bevorzugt, bis der Ausgleich zwischen Yin und Yang wieder hergesteelt ist.

Beispiele
Yin

Diese Produkte werden vorerst limitiert, jedoch nicht gestrichen

Yin - Beispiele für Gemüse, Yin-Beispiele für Obst

Eiweiß-Müsli

Orangenmüsli
Nektarinenmüsli
Erdbeermüsli
Apfelmüsli

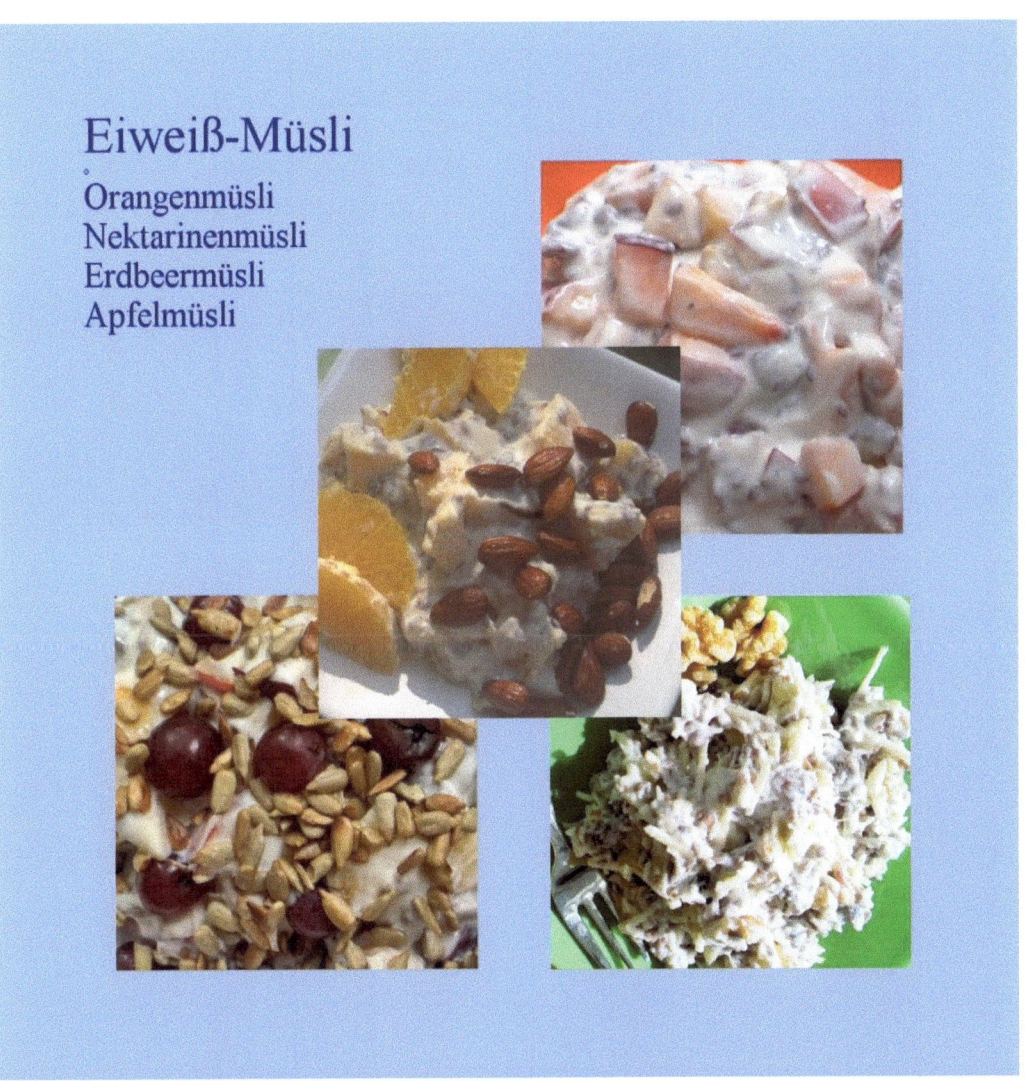

Neutrale Suppen

Süßkartoffel mit Tofu
Selleriesuppe mit Chili
Zucchinsuppei mit Ziegenkäse
Karottensuppe mit Petersilie

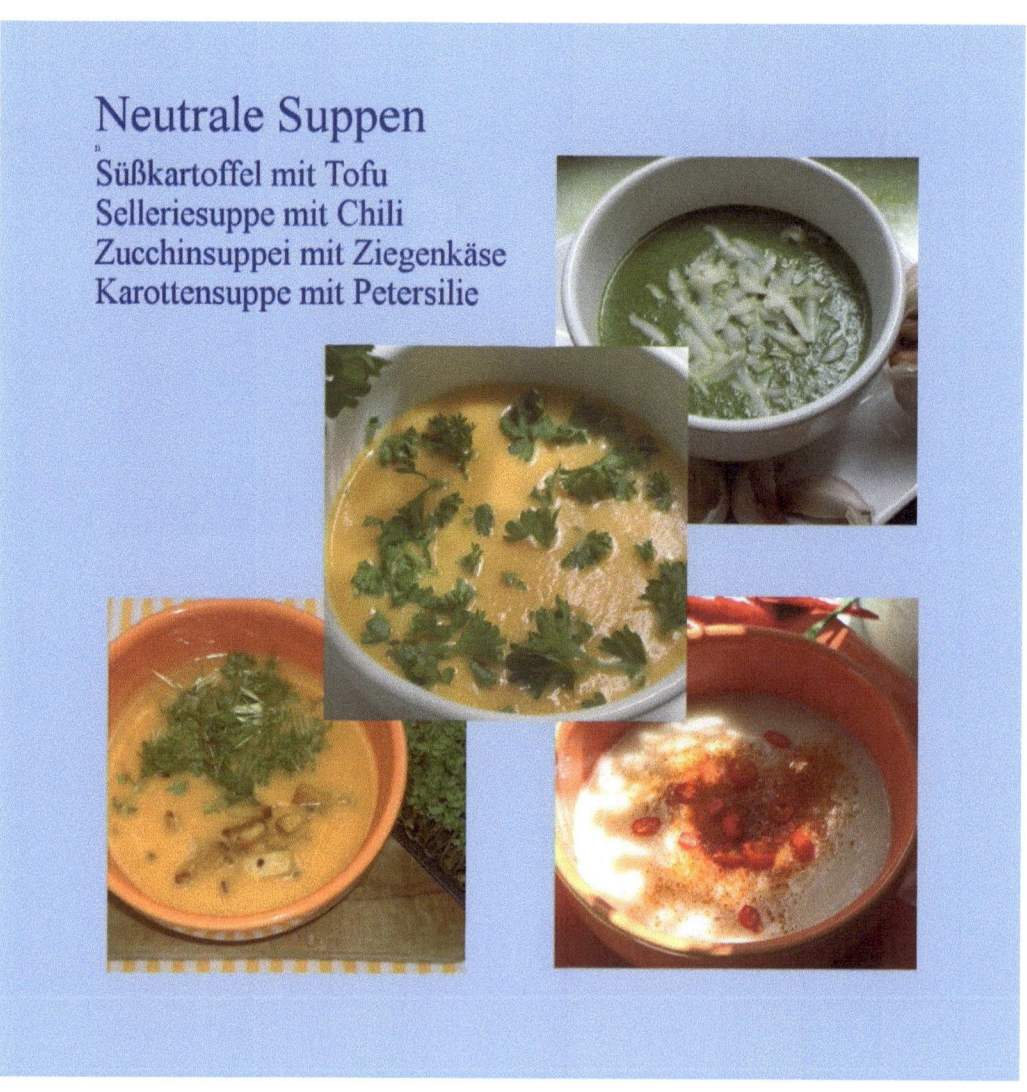

Salate

Radieschensalat
Mungbohnensalat mit Äpfeln
Karottensalat
Mischsalat mit Tofu

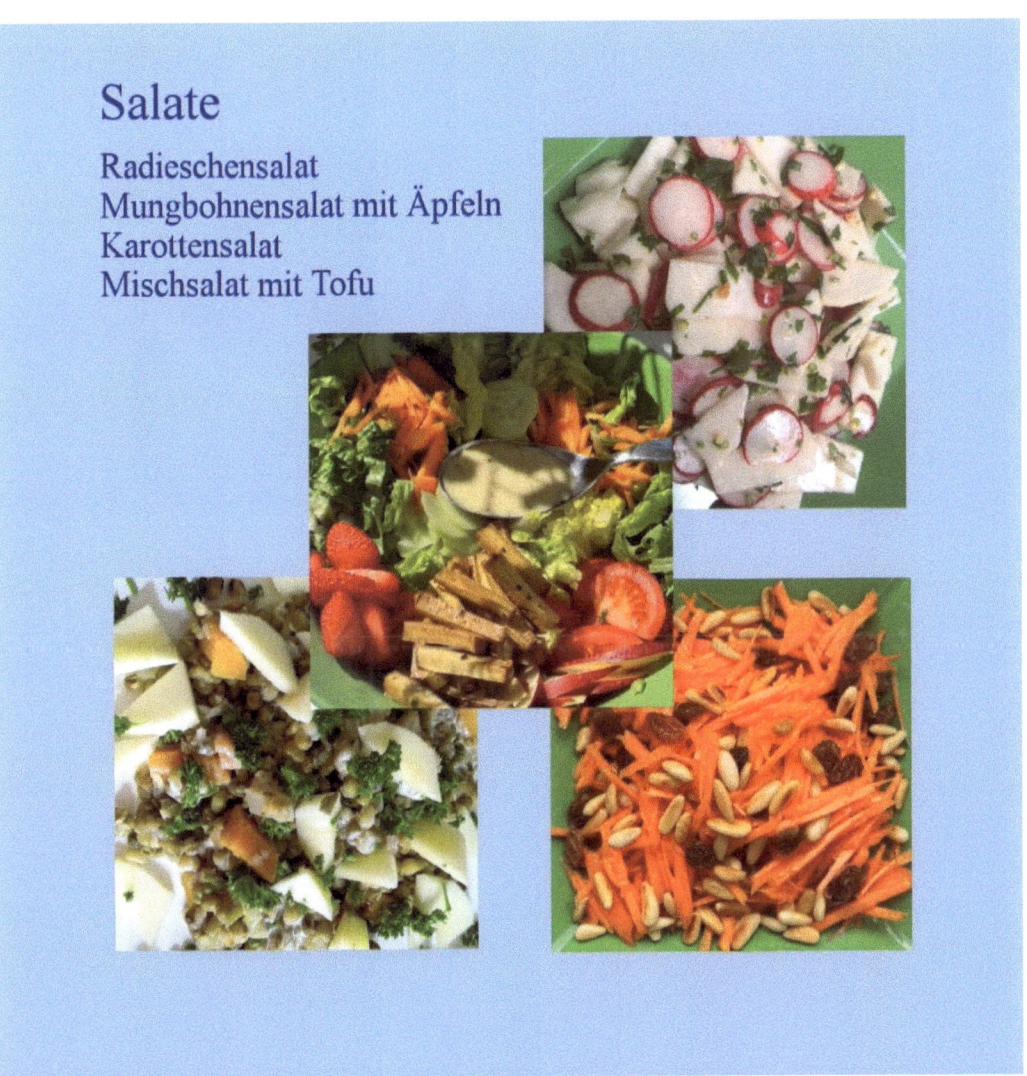

Eiweißgerichte

Currywurst
Hamburger aus Sojahack
Sojagulasch
Zaziki aus Sojaschnetzel

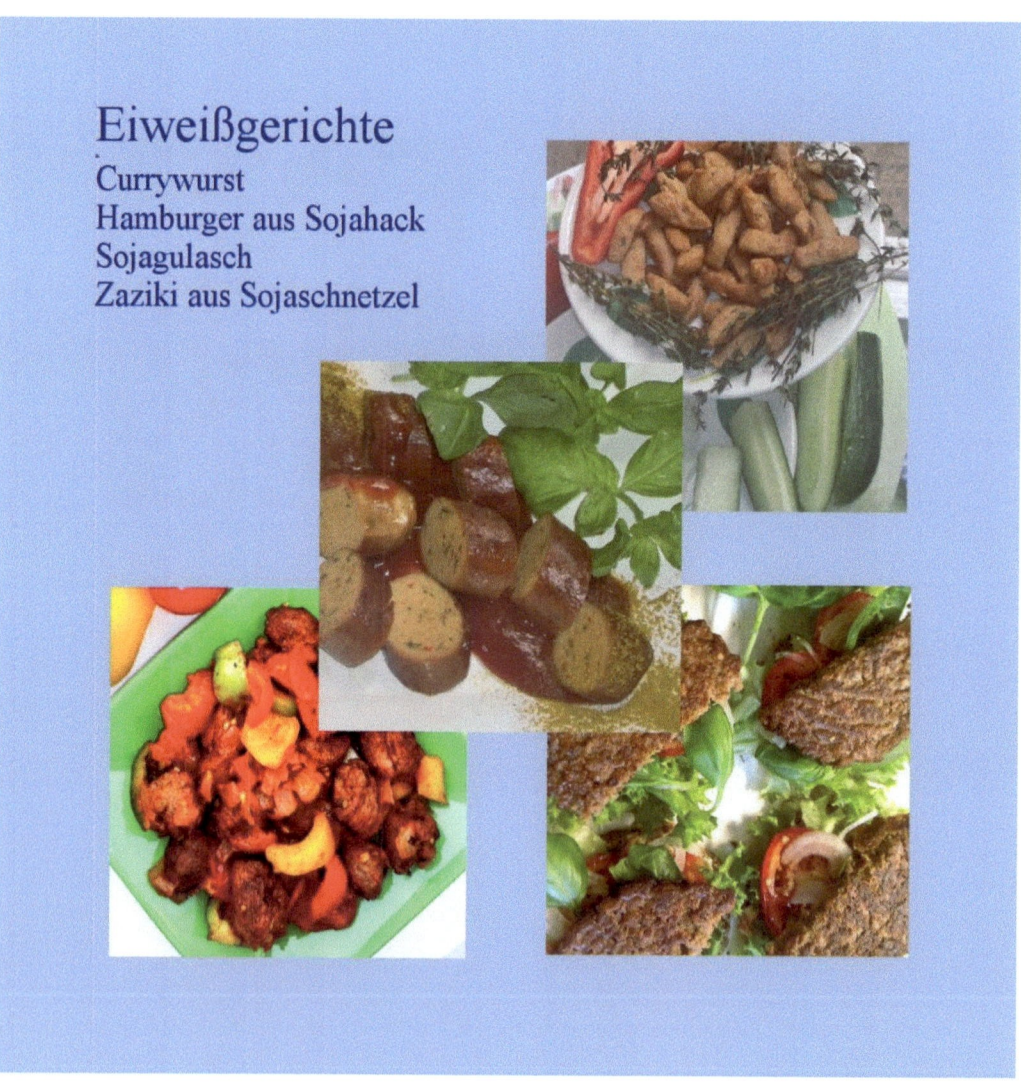

Kohlenhydr.-Gerichte

Hirseflocken-Plinsen
Tofu gebraten mit Sahnekürbis
Schokotorte mit Mandeln
Kartoffelsalat mit Tofu

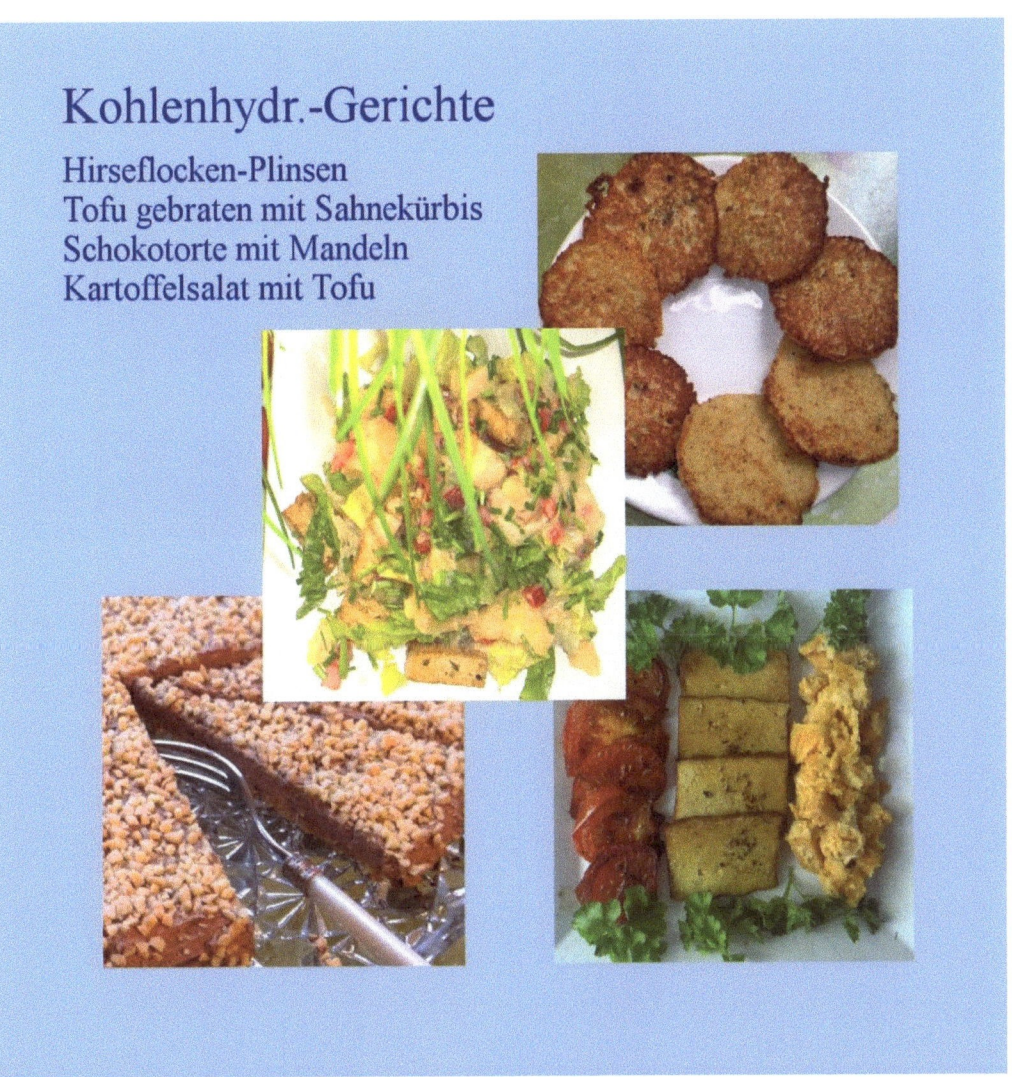

Kohlenhydrat-Brote

Quark aus Sojajoghurt
Tofu-Fleischsalat
Totu-Hamburger
Avocado mit Tomate

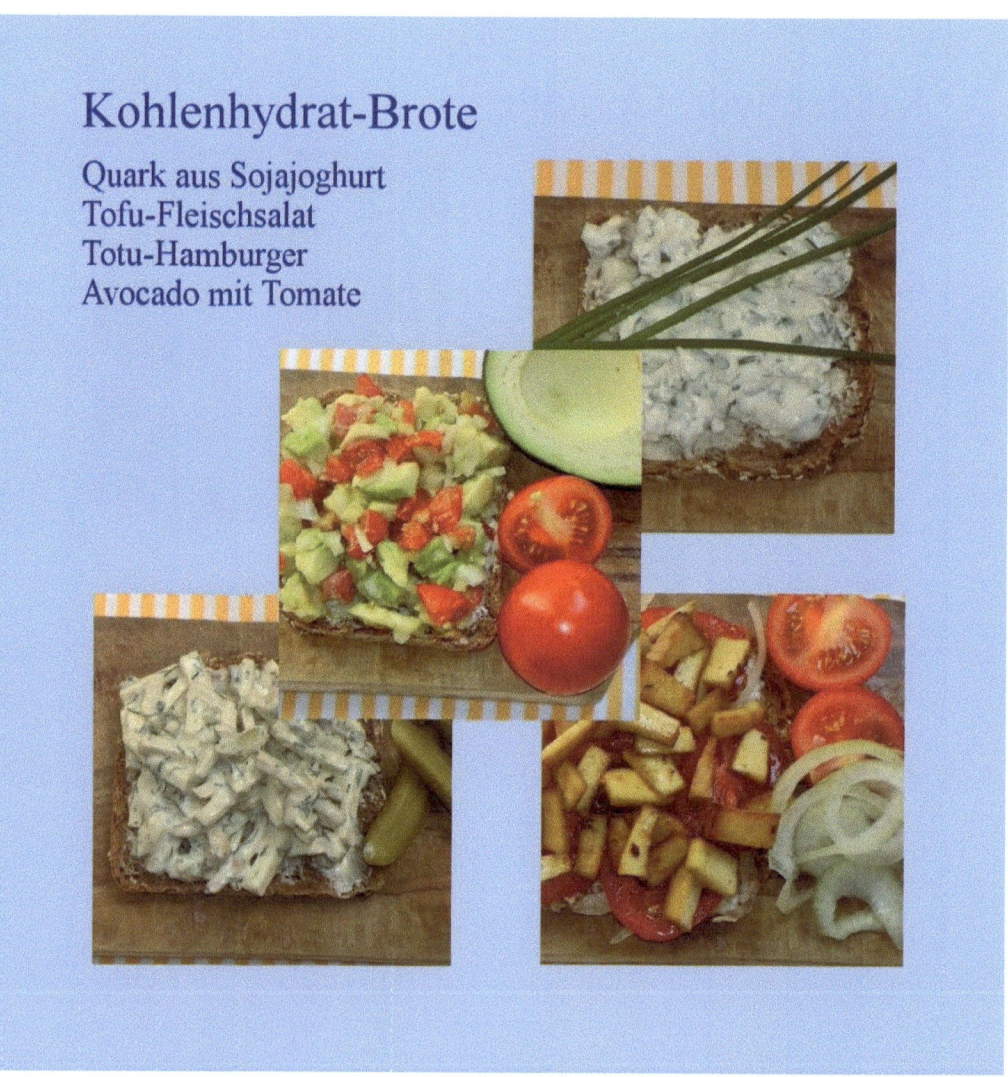

Desserts zur
EIWEISS-ZEIT

Gebratene Ananas-Scheiben
Mangotorte auf Mandelboden
Kicher-Crepes mit Apfel
Gemischtes Obst

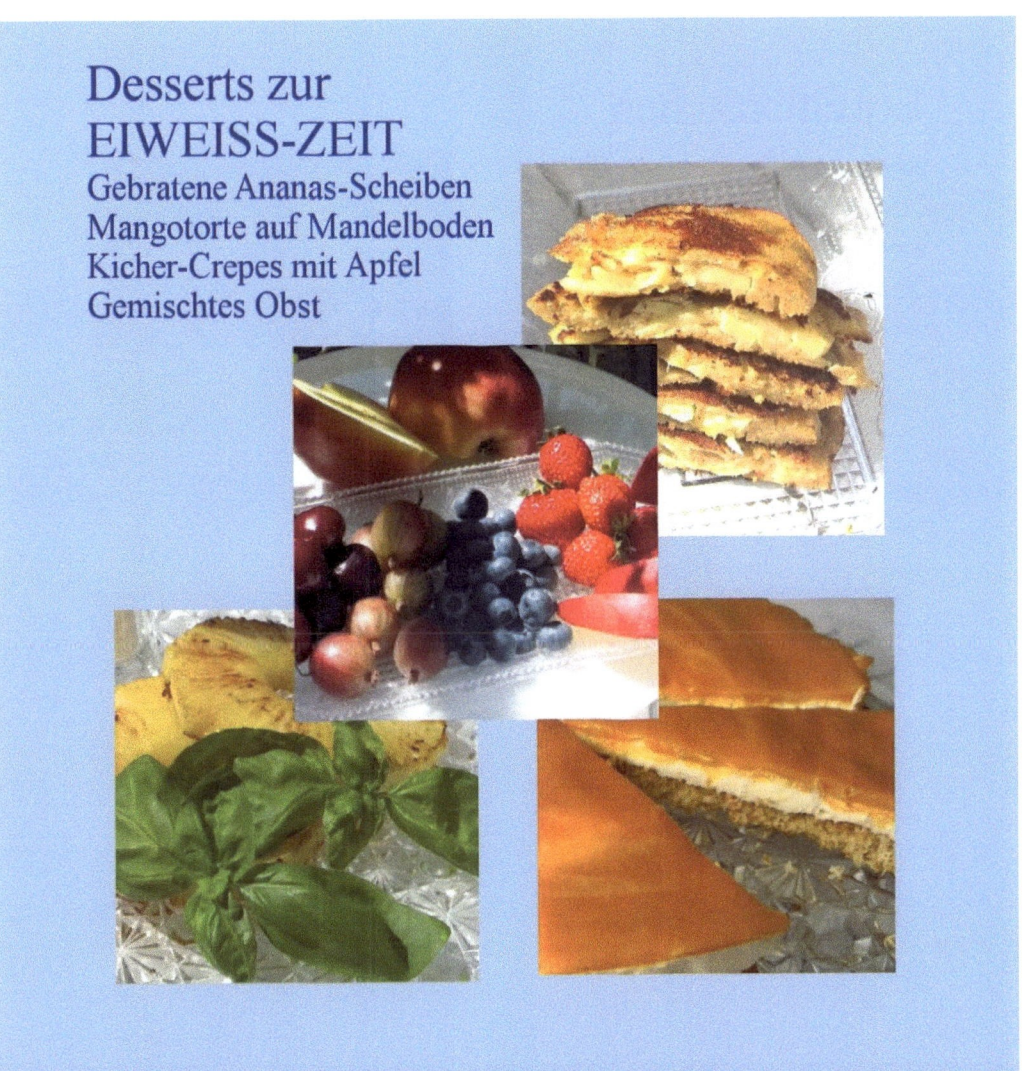

Eiweißbrötchen

Sesambrötchen
Nussbrötchen
Leinsamenbrötchen
Saatenbrötchen

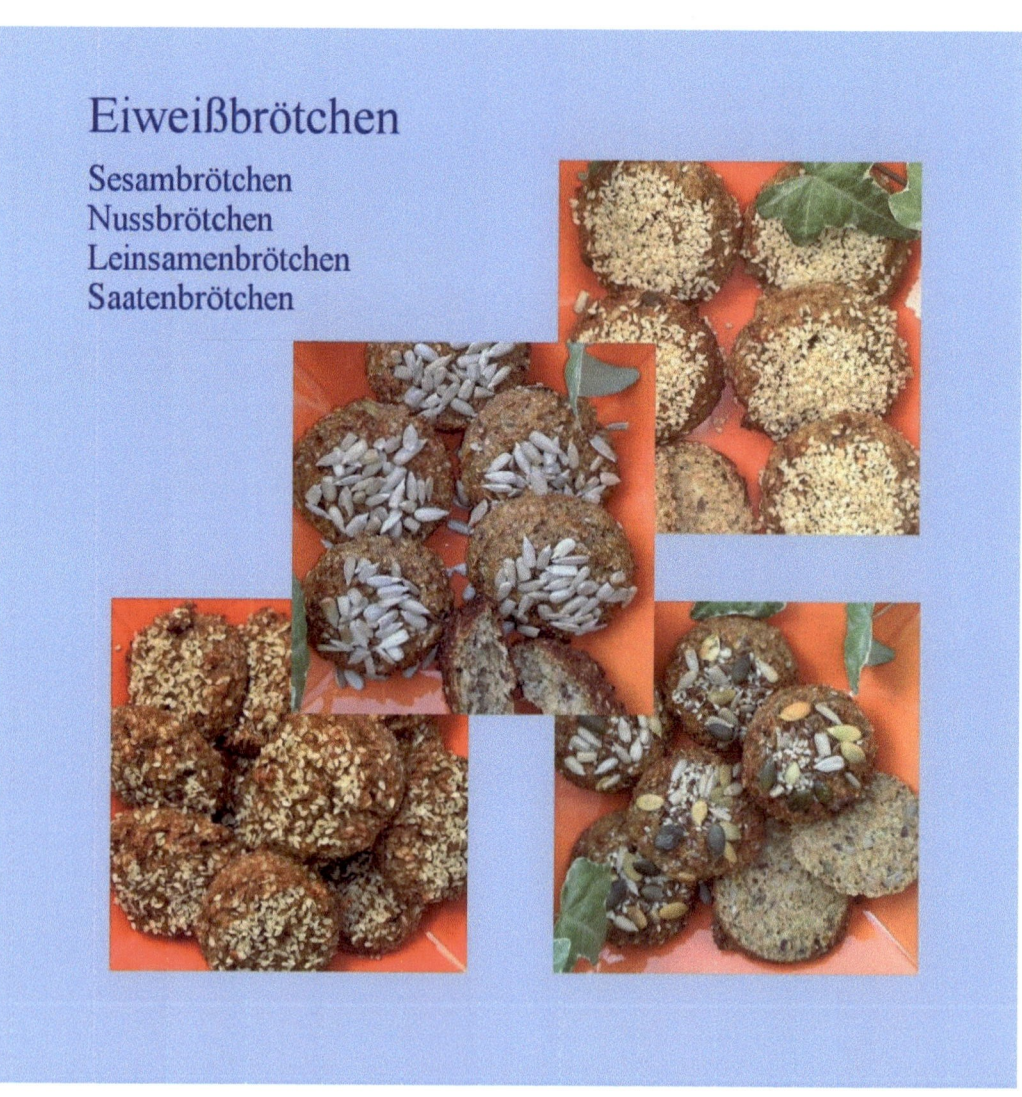

Power-Drinks

Sojamilch Nektarine
Sojamilch Ananas
Sojamilch Mango
Apfel - u. Traubensaft-Limo

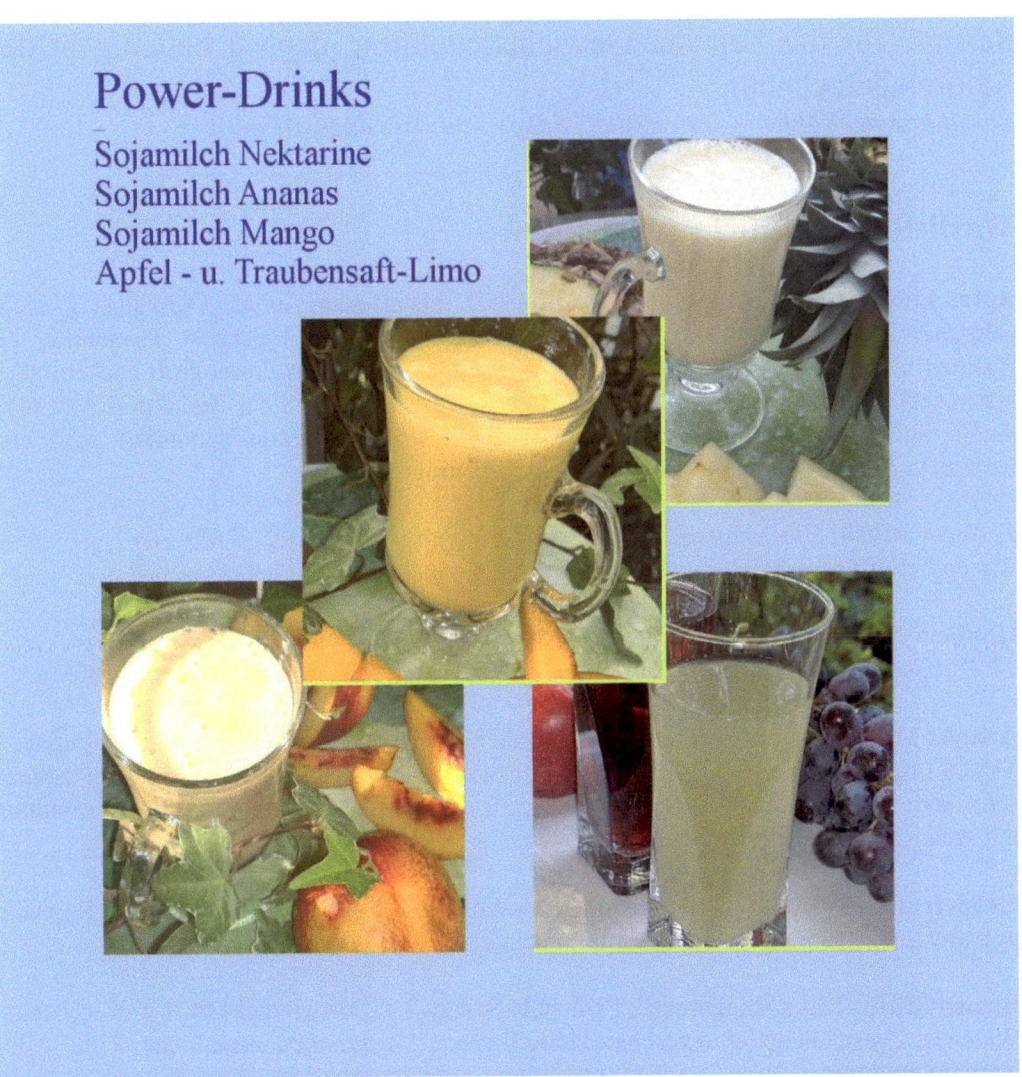

Rezepte für die Zeit der Gewichtsreduktion, <u>danach</u> beliebig in der Kalorienberechnung
Eiweißrezepte, Kohlenhydratrezepte, , Salate und Dressings, Desserts

Müsli-Rezepte zur Eiweißzeit:

Apfel Müsli; 100 g Magerquark, 1 Apfel z.B. Elstar oder Golden Delicious, 1 leicht gehäufter TL Leinsamen, 1 TL Öl kaltgepresst, 1 Walnuss, grob gehackt, 1 gehäufter TL Rosinen. Zubereitung: Apfel, möglichst mit Schale, raspeln, Walnuss grob hacken, alles gut mischen, frisch servieren Das ist ein ideales Müsli während der Reduktionszeit, weil durch täglich geraspelten Apfel morgens das Körpercholesterin gemindert wird und Apfelpektin zur besseren Verstoffwechselung beiträgt.

Erdbeer-Müsli: 50 g Magerquark, 50 g Magerjoghurt, 200 g frische Erdbeeren, ggf. wenig Birnendicksaft oder Palmblütenzucket. Erdbeeren halbieren und untermischen.

Himbeer Müsli: 100 g Himbeeren (evtl. gefroren), 2 EL Sojasahne, Palmblütenzucker, 2 TL Birnendicksaft oder etwas Palmblütenzucker, 100 g Magerquark, Alles glattrühren.

Ananas Müsli: 100 g Magerquark, 2 fingerdicke Scheiben frische Ananas, 2 Walnüsse, 1 TL Öl. Etwas Birnendicksaft oder Blütenzucker, einige Rosinen. Ananas in Stücke schneiden, Walnüsse grob hacken, mischen, frisch servieren, da Walnuss in Verbindung mit Ananas, Bitterstoffe entwickelt.

Grapefruit Müsli: 100 g Magerquark, 1 Grapefruit, 1 Walnuss, 1 TL Öl, 1 EL Rosinen, ggf. etwas Birnendicksaft oder Palmblütenzucker.

Birnen Müsli: 100 g Magerquark, 1 EL süße Sahne, 2 TL Birnendicksaft, 1 grob gehackte Walnuss, 1 geschälte oder ungeschälte reife Birne, 1 Messerspitze gemahlener Zimt. Alles zusammenrühren

Veganer bereiten Eiweißmüslis mit der doppelten Menge Sojajoghurt statt Quark!
Müsli für die Eiweißmahlzeit kann man nach eigenem Geschmack praktisch von jeder
Sorte saurem (der Eiweißseite zugehörigem) Obst bereiten.

Also außer Datteln, Feigen, Bananen. Das Obst wird dafür gewürfelt. Wenn gerade nicht das Gewicht reduziert werden soll, ist die Menge der einzelnen Zutaten nicht begrenzt. Möglich sind des Weiteren: Rosinen, alle Trockenfrüchte, alle Nüsse, außer Erdnüssen, dafür Leinsamen, Birnendicksaft oder Palmblütenzucker.

Mein Tipp: Brötchen zur Eiweißzeit: Auch wenn die Kohlenhydrate in der Trennkost drastisch limitiert werden, ist ein leckeres Brötchen mit deftigem Belag durchaus angesagt. Backen Sie selbst aus einer Fertigmischung (garantiert ohne Zusatzstoffe) 16-20 knusprige Eiweiß-Brötchen. Diese bestehen vorwiegend aus Ballaststoffen, wie Kleie von unterschiedlichen Getreidesorten, gesunden Weizenkeimne, Kichererbsenmehl, ein wenig Trockenhefe. Sie fügen etwas Quark, ein Ei, Buttermilch und Wasser hinzu (Veganer nehmen statt Quark, Milch und Ei, nur Sojamilch), verrühren alles und können in Minutenschnelle Vorrat backen, der sich bestens einfrieren lassen. Darauf schmeckt Spiegelei, Rührei, Wurst, Käse, Sojabulette, Fleischscheiben. Aber auch Honig und Fruchtmus. Erhältlich bei: *www.vegetarischerversand.de*

Müsli-Rezept zur Kohlenhydratzeit

Bananen Müsli: 100 g Joghurt (3,5 %),1 kleine Banane in Scheiben, Einige Rosinen, 1 EL Haferflocken, 1 grob gehackte Walnuss, 1 TL Leinsamen. Alles zusammenrühren und vor dem Servieren etwas quellen lassen, eventuell süßen mit etwas Honig. In so ein Müsli können auch Datteln oder Feigen, diese geschnitten, eingerührt werden.

Mein Tipp: Süßen ohne Zucker: Gesunde und wohlschmeckende Alternativen zum „Energieräuber Zucker" sind für die Kohlenhydratzeit *Honig* und für die Eiweißzeit *Birnette* der wohlschmeckende Birnendicksaft oder auch der köstliche *Palmblütenzucker*, der einen eigenen, leicht malzigen Geschmack mitbringt. Die drei sind vielseitig anwendbar und eignet sich zum Süßen von Gebäck, Suppen, Joghurt, Puddings, Kuchen und anderem.

Rezepte für Kohlenhydratmahlzeiten, gekocht

Hier als Mittagessen, zeitlich mit Eiweißmahlzeiten austauschbar. Vor oder zu einer gekochten Kohlenhydratmahlzeit empfiehlt es sich, einen Salat mit neutralem Dressing zu reichen oder eine Gemüsecremesuppe zu kochen.

Spargel: 200 g Spargel, 2 mittelgroße Pellkartoffeln, 2 TL geschmolzene Butter. *Variante*: 500 g Spargel salzen, in wenig Wasser dünsten, abgießen, mit 1 gestrichenem TL Butter überglänzen. Mit 2 dünne Scheiben rohen Schinken, oder 2 Scheiben Räucherlachs oder gebratenem Tofu oder geraspeltem Käse (Gouda 70%) servieren. Letzteres ist *neutral*.

Blumenkohl überbacken: 1 kleinen Blumenkohl waschen, würzen mit Salz und Muskat. Nur in Wasser-Fußbad stellen und nicht zu weich garen. Mit 1 gestrichenen TL Butter überglänzen. Mit geraspeltem Käse oder zerbröseltem Schafskäse (über 60%) bestreuen, oder vegan mit etwas Sojasahne beträufeln. Dazu Tofuscheiben knusprig in Öl braten. Das ist ein *neutrales* Gericht.

Brokkoli: 300 g Brokkoli nicht zu weich garen. In flache Form oder Pfanne nebeneinander legen, würzen, 30 g Schafskäse, zerkleinert darüber geben. In heißem Backofen kurz überbacken Dazu Räuchertofu in Stifte teilen, kurz von allen Seiten anbraten, darüber streuen. Das ist ein *neutrales* Gericht.

Grüne Bohnen Topf: 1 große Kartoffel würfeln, mit 200 g gefrorenen, grünen Bohnen und wenig Wasser garen. Gemüseconsommé, Pfeffer, Bohnenkraut hinzufügen. Mit gebratenen Zwiebelwürfeln ergänzen. Räuchertofu in Würfel schneiden, von allen Seiten anbraten, vor dem Servieren unter den Eintopf mischen. *Kohlenhydratgericht*.

Kohlrabi: 150 g Kartoffeln oder Hokkaidokürbis, 300 g Kohlrabi mit Salz und Pfeffer würzen und in sehr wenig Wasser garen. 1 TL Crème fraîche oder Sojasahne darunterziehen. Gebratene Zwiebelwürfel darüber geben. Dazu passt gebratener Räuchertofu. Diese Zubereitungsart ist mit verschiedenen Gemüsesorten zu realisieren. Auch gebratener Knoblauch schmeckt dazu. Mit Kartoffel *Kohlenhydrat*, mit Kürbis **neutral**.

Grünkernbrei: 50 g Grünkern über Nacht quellen lassen. In Gemüsebrühe am Folgetag, lange zu einem Brei garen (die Grünkerne behalten dennoch „Biss"). 2 EL Sojasahne und etwas Gemüseconsommé unterheben. Gut kauen. *Süße Variante*: In Wasser mit etwas Salz garen, süßen mit einer klein geschnittenen Banane und 1 EL Honig und 1 EL Rosinen, etwas Sojasahne vor dem Servieren einrühren.

Selleriekotelett: 200 g Sellerie schälen, in fingerdicke Scheiben schneiden, leicht würzen wie Fleischscheiben. Eventuell mit etwas Sojasoße beträufeln. In 1 EL Butterschmalz, Öl oder Kakaobutter auf beiden Seiten goldbraun braten und bei kleiner Flamme fertig garen. Dazu Kartoffelbrei aus einer großen Pellkartoffel mit 1 EL Sahne und Gemüseconsommé.

Tofu Burger: 2 Vollkornbrotscheiben etwas großzügiger mit *Vegetarischer Remoulade* (vegetarischerVersand) bestreichen und mit Tomatenscheiben und Zwiebelringen belegen. Darauf ein Salatblatt. Würzen mit Salz, Pfeffer, Basilikum. 100 g Räucher-Tofuscheiben in Sojasoße wenden, leicht pfeffern, kurz knusprig braten und auf den Broten servieren.

Nudeln mit Tomatensoße: 50 g Dinkelnudeln garen, 1 vollreife Fleischtomate ggf. abziehen, zerdrücken, würzen mit 1 TL Olivenöl, Pfeffer, Salz, viel frischem Basilikum, Knoblauch nach Belieben. Unter die abgetropften Nudeln heben. 100 g Räuchertofuscheiben in Streifen teilen, kross anbraten und untermischen

Natur Wildreis mit Aubergine: 20 g Naturreis mit 10 g Wildreis mischen (oder gemischt kaufen), in Wasser mit Salz garen. Eine halbe Aubergine in fingerdicke Scheiben schneiden, salzen und auf jeder Seite mit 1 TL Olivenöl braten. 60 g Schafskäse (dicke Scheibe) in eine Folie geben, dazu vier halbe Coctailtomaten, 1 Knoblauchzehe, 1 Stück Paprikaschote, , 1 kleine Chilischote, 1 Zweig Rosmarin, etwas Olivenöl, zufalten und im Ofen bei 170° 12 Minuten backen. Das schmeckt toll auch zu Baguette

Bratkartoffeln mit Gärtnergemüse: 1 große Kartoffel in Scheiben mit 1 kleingewürfelten Zwiebel in 1 TL Butter braten. Würzen mit Gemüseconsommé und Pfeffer. 200 g gemischtes Gartengemüse in wenig Wasser garen, würzen mit Gemüseconsommé und frischen Kräutern nach Belieben, 1 EL Sojasahne darunterziehen

Erbsen Nudelpfanne: 50 g Dinkelnudeln nach Vorschrift garen. Abgießen und in 1 TL Butter mit 1 kleingewürfelten Zwiebel braten. 150 g Tiefkühlerbsen eine Minute mitbraten. Würzen mit Gemüseconsommé, Pfeffer und viel frischer Petersilie. Mozzarella würfeln und untermischen

Mein Tipp: Räuchertofu in Scheiben: eingelegt und würzigem Olivenöl, schmeckt sensationell roh oder gebraten.
Erhältlich bei Vegetarischer Onlineshop: *www.vegetarischerversand.de*

Rezepte für Kohlenhydratmahlzeit (kalt)
Hier Mittagessen, zeitlich mit Eiweißmahlzeiten austauschbar

Basensüppchen, wenn es möglich ist, immer vor der Kohlenhydratmahlzeit: zum Sättigen und gegen die Übersäuerung. Dazu Gemüse, gleich welcher Art, weichkochen, mit Zauberstab pürieren, auf die gewünschte Suppenkonsistenz verdünnen, verfeinern mit Schuss Soja-Sahne oder etwas Créme fraîche. Würzen mit Gemüseconsommé und reichlich frischen Küchenkräutern nach Belieben. *Hat wenige Kalorien und schmeckt super!*

Diverse Vorschläge:
1 Vollkornbrot mit vegetarischem Omaschmalz, Radieschen, Schafskäsecreme und *1 Knäckebrot* mit Magerquark und Schnittlauch und 1 Crisp mit wenig Butter, rohem Schinken. Beilage: einige Scheiben Rettich. **ODER** *1 Vollkornbrot*, hauchdünn Butter, mit einem gekochten, zerdrückten Eigelb belegt, mit Kräutersalz und *1 Vollreiswaffel*, dünn mit Edelschimmelkäse bestrichen (Vollfett) und *1 Knäckebrot* mit Hüttenkäse. Beilage: 1

rohe Paprika, geschnitten: **ODER** *1Vollkornbrot* dünn mit Camembert (über sechzig Prozent i.Tr.) belegt und *1 Knäckebrot* mit ein wenig Butter und hauchdünnen Scheiben Geflügelsalami. Beilage: 1 Bund Radieschen **ODER** 1 Vollkornbrot mit Butter und viel Schnittlauch und 1 Crisp mit 1 dünner Scheiben rohem Schinken und 1 Vollreiswaffel mit Hüttenkäse und Kräutersalz. Beilage: 2 mittlere Karotten. **ODER** 1 *Vollreiswaffel* mit wenig angemachtem Frischkäse mit Zwiebel, scharfes Paprikapulver, Salz und

1 Knäckebrot dünn mit Butter bestrichen und mit Bananenscheiben belegt und *1 Vollkornbrot* mit ein wenig Butter und einem halben Matjesfilet. Beilage: 1 Kohlrabi, **ODER** *1 Vollkornbrot* mit 1/8 vollreifer Avocado, Kräutersalz und *1 Knäckebrot* mit Butter und Rettichscheiben. **ODER** 2 *Vollkornbrote* mit Butter und Quark: 100 g Quark mit Zwiebel, 1/4 fein gehackte Paprikaschote, Gemüseconsommé, Beilage: roher Sellerie Knolle geraspelt oder Bleichsellerie. **ODER** 2 *Knäckebrote* mit Butter und Belag und *1 Brot* mit Rübensirup. **ODER** *1 Brot* mit ½ Banane und *1 Brot* mit Frischkäse. **ODER** 2 *Vollkornbrote* mit Butter und Tofuleberwurst aus 50 g Räuchertofu mit 1 TL Distelöl, etwas Sojasoße, Pfeffer, Kräuter der Provence gewürzt, zu einer Paste zerdrückt. Beilage Blätter von 1 Chicorée.

Mein Tipp: *Tofu á la Leberwurst* oder *vegetarisches Omaschmalz* oder *mediterranes Schmalz, oder Sesam Brotaufstrich, oder vegetarische Streichwurst. Erhältlich bei: www.vegetarischerversand.de*

Rezepte für Eiweißmahlzeiten (gekocht)
Hier Abendessen, zeitlich mit Kohlenhydratmahlzeiten austauschbar. Vor jeder Eiweißmahlzeit ist ein beliebiger Salat vorgesehen.

Salatsoßen können wahlweise mit: Balsamico, Essigsorten, Joghurt, Sojasahne, frischen Kräutern und den unterschiedlichen, kaltgepressten Ölen bereitet werden. Dazu üppige frische Kräuter. Oder aber auch ganz einfach würzen, wie z. B. *Rettichscheiben*: Mittleren Teller mit Rettichscheiben belegen. Leicht salzen, mit 1 TL Olivenöl und etwas Zitrone beträufeln.

Wirsinggemüse mit Rinderbrust, ergibt mehrere Portionen: 1 Kilogramm magere Rinderbrust in 1 Liter Gemüseconsommé mit 1 Bund kleingeschnittenem Suppengrün garen. Würzen mit weißem Pfeffer. Fleisch in 5 Portionen teilen. 4 Portionen je mit etwas Brühe einfrieren. 250 g Wirsinggemüse schneiden und in der Rinderbrustbrühe garen. Mit Muskat und Pfeffer abschmecken. Fleischwürfel dazu geben 1 EL Sahne darunter rühren.
Rote Bete-Salat: Rote Bete kochen, oder gekocht kaufen, grob schnetzeln. Dressing: 1 EL Zitronensaft, 1 TL Distelöl, 1/2 TL, Gemüseconsommé und weißer Pfeffer.

Eintopf Gemüse mit Rindfleisch: 250 g Suppengemüse (evtl aus dem Frost) in etwas Gemüseconsommé garen. Eine Portion Fleisch, nebst Brühe der gestrigen Mahlzeit, dazugeben und erhitzen. Mit viel gehackter Petersilie servieren.

Eisbergsalat mit Mais: 1/2 kleiner Eisbergsalat schneiden, mit 1 EL jungen Maiskörnern (Glas) mischen. Joghurt mit etwas Öl, Zitrone, Gemüseconsommé, Pfeffer, viel Petersilie.

Tofu Bratlinge: 200 g Tofu zerdrücken, mit 200 g geraspeltem, gedünsteten Kohlrabi, mischen. Gewürfelte, gebratene Zwiebel dazu. Alles gut verkneten mit einem Ei. Würzen mit Pfeffer und Gemüseconsommé. Goldbraun in Öl braten auf mittlerer Flamme. Dazu als Soße 2 EL Sojasahne erhitzen und mit Gemüseconsommé würzen. *Neutrale* Mahlzeit.

Karotten-Apfel-Salat: 1 Karotte und 1 kleinen Apfel raspeln. Mischen mit 1 TL grob gehacktem, in trockener Pfanne angerösteten Mandeln und 1 TL gehackten Rosinen, einigen Tropfen Walnussöl (o. a.), 1 TL Birnette oder Honig und Saft einer halben Zitrone.

Gemüsepfanne mit Käse: 300 g gefrorenes, gemischtes Gemüse in 1 TL Butter braten. Würzen mit Sojasoße, Gemüseconsommé, frischen Kräutern, zwei dünne Scheiben Käse bei geschlossenem Deckel darüberschmelzen lassen. Wenn der Käse über 60% i. Tr., ist das Gericht *neutral*.

Mein Tipp: Eine gute *Sojasoße* gehört in die Küche. Ein kleiner Schuss kann Fleisch, Fisch, Gemüse, Salat, Sojafleisch oder Tofu, zu wundervollem Geschmack erblühen lassen. Erhältlich bei: Vegetarischer Onlineshop, *www.vegetarischerversand.de*

Gemischter Salat: Tomaten, Gurke, grüner Salat, Radieschen, Rettichscheiben, Radicchio, Ruccula o. a., für einen mittleren Teller anrichten. Dressing: 1 TL Distelöl oder anderes Öl, 2 TL Balsamico-Essig, 1 TL Crème fraîche oder Sojasahne, Kräuter der Provence, 1 Messerspitze scharfen Senf, 1/2 TL Gemüseconsommé, 1/2 TL Sojasoße.

Brokkoli-Scholle: 1 Schollenfilet (80 g) mit einigen Tropfen Zitrone, Salz, Pfeffer würzen und in 1 TL Butterschmalz von beiden Seiten kurz goldbraun braten. 200 bis 250 g Brokkoli würzen mit Gemüseconsommé, Pfeffer, Muskat und in wenig Wasser garen.

Weißkrautsalat: 200 g Weißkraut fein raspeln. Dressing: 1 TL Gemüseconsommé, 2 TL Zitrone, 1 EL Distelöl. Etwas Pfeffer darunter mischen.

Hähnchenschnitzel mit Weißkohl: 1 Hähnchenschnitzel (ca. 80 g) würzen, mit Pfeffer und Salz. In 1 TL Butterschmalz von beiden Seiten goldbraun braten. 200 bis 250 g Weißkohl grob schneiden. Würzen mit Gemüseconsommé zum Streuen, schwarzem Pfeffer, Kümmelpulver. Garen in wenig Wasser. Vor dem Servieren 1 TL Crème fraîche untermischen.

Chinakohlsalat: 1 kleinen Chinakohl schneiden. Dressing: 1/3 Becher Joghurt mit Gemüseconsommé, Pfeffer und viel frischem, gehackten Schnittlauch mischen.

Spinat mit Ei: 200 bis 250 g Blattspinat (evtl. aus Frost) würzen und in wenig Wasser mit Muskat, Gemüseconsommé, weißem Pfeffer. Kurz aufkochen lassen, ggf. abgießen, 1 EL süße Sahne daruntermischen. Knoblauchzehe durch Presse, anbraten und untermischen. Dazu 1 Spiegelei in 1/2 TL Butterschmalz, z. B. BRABU oder Olivenöl braten.

Chicoree mit Orange: 2 kleine Chicorée waschen. Kegelförmig den Stumpf aushöhlen (bitter) und in Ringe schneiden. Vermischen mit ½ gewürfelter Orange. Dressing: 1/3 Becher Joghurt (3,5 %) oder Sojajoghurt, Salz, Pfeffer, ½ TL Birnendicksaft.

Hähnchenbrustfilet mit Blumenkohl: Hähnchenbrustfilet (80 g) würzen mit Salz, Pfeffer und in 1 TL Butterschmalz von beiden Seiten goldbraun braten. 250 g Blumenkohl mit Muskat, Pfeffer und Gemüseconsommé würzen und in wenig Wasser garen.

Endiviensalat mit Radieschen: Dressing: 1/3 Becher Joghurt (3,5 %) oder Sojajoghurt, Saft von ½ Zitrone, würzen mit Gemüseconsommé, Pfeffer, Knoblauch, frischer gehackter Petersilie.

Rumpsteak mit Rosenkohl: 1 Rumpsteak (ca. 80 g) nach Belieben, würzen und in 2 TL Butterschmalz oder Kokosöl braten. 200 bis 250 g Rosenkohl (eventuell aus dem Frost), gewürzt mit Gemüseconsommé zum Streuen, Pfeffer, Muskat, in wenig Wasser garen. Abgießen, mit 1/2 TL frischer Butter überglänzen (oder Kräuterbutter).

Gurkensalat: 1/3 Gurke schälen, in dünne Scheiben schneiden. Dressing: 1/3 Becher Joghurt (3,5 %), Saft von ½ Zitrone, würzen mit Salz, Pfeffer und frischem, gehackten Dill.

Zucchini-Hähnchen: 1 kleinen Hühnerschenkel würzen mit Salz, scharfem und süßem Paprika, Kräutern der Provence. In 1 TL Butterschmalz von allen Seiten goldbraun braten. 200 bis 250 g Zucchini würfeln, zu dem Fleisch geben und mit einer kleinen, gehäuteten, gewürfelten Tomate dünsten. Mit Salz, Paprika, Knoblauchpulver, etwas Oregano würzen.

Karottensalat: 1 große Karotte raspeln, vermischen mit 1 TL Walnussöl (oder Distelöl), etwas Zitronensaft, 1 gehackte Walnuss und eine Messerspitze Birnendicksaft.

Putenschnitzel mit Karotten: 80 g Putenschnitzelfleisch grob würfeln und mit einer fein gewürfelten Zwiebel in 1 TL Butterschmalz anbraten. Würzen mit Gemüseconsommé zum Streuen und weißem Pfeffer.
250 g Karotten würfeln, garen in etwas Gemüseconsommé garen, und mit dem Fleisch zusammen auf kleiner Flamme fertig dünsten. Abschmecken mit Pfeffer. Vor dem Servieren viel frische Petersilie untermischen.

Schnelle Obst-Käse-Pfanne: Ideal, wenn man mal großen Appetit auf etwas Süßes hat und keine Lust, aufwendig zu kochen. Dazu 2 große Äpfel oder Birnen (nicht zu weich) in fingerdicke Scheiben schneiden, ganz leicht beidseitig salzen, in 1 TL Butter von beiden Seiten goldbraun braten. 2 Scheiben Schnittkäse (45 %) darüber legen, für einen Moment Deckel drauf, Käse schmelzen lassen und servieren. Sättigt und schmeckt toll!

Feldsalat: 1/4 Körbchen Feldsalat gut putzen. Dressing: 1 TL Distelöl, 1 Msp. Gemüseconsommé, Pfeffer, 1 TL Zitrone, 1 kleingewürfelte Tomate, 1 Stängel frisches oder eine Msp. getrocknetes Basilikum.

Rindfleischbouletten mit Kohlrabi: 100 g Tatar mit 80 g vorgedünsteten und zerdrückten Kohlrabi mischen. Eine klein gewürfelte, gebratene Zwiebel hinzugeben. Würzen mit Sojasoße, Gemüseconsommé, Pfeffer. Auf mittlerer Flamme von beiden Seiten braten. Gemüse würfeln, in wenig Gemüseconsommé garen. Würzen mit Muskat und Pfeffer, abgießen. 1 TL Crème fraîche oder Sojasahne darunter rühren.

Tomatensalat: 1 Fleischtomate würfeln, mit in Scheiben geschnittenen grünen Oliven (mit Füllung) mit 10 g zerbröseltem Schafskäse und dünn geschnittenen Zwiebelringen dekorieren. Würzen mit einigen Tropfen Olivenöl, Balsamico, Pfeffer und Salz.

Lammkotelett mit grünen Bohnen: 1 Lammkotelett (möglichst mager) mit Olivenöl einpinseln, würzen mit Knoblauch, Kräutern der Provence, Salz und Pfeffer, goldbraun braten. 200 g gefrorene, grüne Bohnen in wenig Gemüseconsommé mit etwas Bohnenkraut garen. Abgießen und würzen. 1/2 vollreife, gewürfelte Tomate mit scharfem Paprika und Salz würzen (Tomate nur kurz mitdünsten lassen).

Salat als Hauptmahlzeit: *Nizza-Salat (Riesenteller)* Verschiedene Salatsorten anmachen mit Essig, Öl, Zwiebelringen, eine Anchovis zerrupfen, 3 halbierte Oliven mit 50 g Thunfisch aus der Dose (Öl mit Dosendeckel herauspressen, abgießen) vermischen. Würzen mit Kräutern der Provence. Dazu ein hartgekochtes Ei.

Radieschen-Salat: 1 Bund Radieschen in Scheibchen geschnitten. Dressing: 1 TL Distelöl, etwas Salz, Pfeffer, Zitronensaft, 1 EL in Röllchen geschnittener Schnittlauch.

Pfeffersteak mit Champignons: 1 Lendensteak würzen mit Salz und Pfeffer und in 1 TL Butterschmalz von beiden Seiten braten. 1 TL grünen Pfeffer aus dem Glas dazugeben, mit 1-2 EL süßer Sahne verrühren. 200 g Champignons vierteln, eine große Zwiebel fein würfeln, in 1 TL Butter glasig dünsten, die Champignons dazugeben, würzen mit Gemüseconsommé zum Streuen, weißem Pfeffer, wenig Kräutern der Provence.

Kurz durchbraten, so dass die Champignons noch knackig bleiben. Gemeinsam mit Steak und Sößchen servieren.

Selleriesalat: 150 g Sellerieknolle raspeln. Mischen mit einer gehackten Walnuss. Dressing: 1/3 Becher Joghurt (3,5 %) würzen mit etwas Salz, Pfeffer, etwas vegetarischer Mayonaise, 1 Msp. scharfen Senf, einige Tropfen Zitronensaft, 1/2 TL Birnendicksaft.

Gemüseeintopf mit Rindfleisch: 100 g Rindfleisch (Bein) in Wasser mit Suppengrün garen. 300 g Suppengemüse (ggf. aus dem Frost) 1/2 Stunde vor Ende der Garzeit beigeben. Würzen mit Gemüseconsommé und weißem Pfeffer.

Kohlrabi-Frischkost: 1 großer Kohlrabi raspeln. Mischen mit etwas Kräutersalz, Pfeffer, 1 TL Walnussöl, einigen Tropfen Zitronensaft, einen Hauch Muskat.

Gulasch mit Rotkraut: 100 g mageres ***Rindfleisch*** würfeln, würzen von allen Seiten mit Gemüseconsommé, Pfeffer. In einem Topf erst gut anbraten, gewürfelte Zwiebel hinzugeben, dann bei geschlossenem Deckel, fertig schmoren.
250 g ***Rotkraut*** mit einem in Scheiben geschnittenem Apfel, in wenig Wasser dünsten, würzen mit Gemüseconsommé, Pfeffer, ggf. etwas Birnette. 1 TL Crème fraîche vor dem Servieren untermischen.

Gemischter Salat: 1 Tomate, einige Gurkenscheiben, fünf Radieschen, eine kleine Zwiebel, 1/2 kleiner Eisbergsalat, 1/2 Paprikaschote, 1 Karotte in Scheibchen. Auf mittelgroßem Teller anrichten. Dressing: 1 TL Olivenöl, etwas Zitronensaft, 1/2 TL Gemüseconsommé, etwas vegetarische Mayonaise, Senf, Pfeffer, eine Messerspitze Oregano.

Sojaschnetzel mit Lauch: 20 g Soja-Schnetzel in kochend heißer Gemüseconsommé quellen lassen, abtropfen. Braten in 1/2 TL Butterschmalz von allen Seiten. Mit der Quellbrühe aufgießen, auf kleiner Flamme 20 Minuten köcheln. Würzen mit Sojasoße, Pfeffer. 250 g Lauchstangen in Ringe schneiden. Würzen mit 1 TL Gemüseconsommé, Pfeffer, Muskat, in wenig Wasser gar dünsten, etwas Sojasahne untermischen.

Gurkensalat: 1/3 Gurke schälen, in nicht zu dünne Scheiben schneiden. 1/3 Becher Joghurt (3,5 %) würzen mit Gemüseconsommé, Zitronensaft, Öl, Pfeffer, frischem, gehackten Dill.

Sojafrikadellen mit Mischgemüse: 30 g Hack (Soja) in heißer Gemüseconsommé quellen lassen. 15 g Schnittkäse (45 %) in die heiße Farce raspeln (zum Zusammenschmelzen). 1 kleine Zwiebel würfeln und 1 TL Öl braten, mit Pfeffer, Kräutern der Provence und Sojasauce (z. B. Shoyu) würzen, 1 kleines Ei unterrühren und alles auf mittlerer Flamme auf beiden Seiten goldbraun braten (hohe, kleine Berge in die Pfanne setzen. Erst richtig anbraten lassen, dann flach drücken, erst dann wenden). 250 g Gemüse (ggf. aus dem Fros) in wenig Gemüseconsommé weich dünsten. Würzen mit Pfeffer, viel Petersilie und 1 Messerspitze Butter oder etwas Sojasahne. 3-Minutenvideo von *www.ingrid-schlieske-downloads.de* herunterladen oder anschauen: Es zeigt, wie einfach es ist, Sojahackbratlinge zu bereiten.

Kopfsalat: 1 kleinen Salatkopf auf Teller anrichten. Dressing: 1/3 Becher Joghurt (3,5 %) mit Gemüseconsommé, Pfeffer, Salz, Msp. Honig, und gehackten Kräutern mischen

Rinderbraten mit Karotten und Erbsen: (Fleisch für mehrere Portionen) 500 g Rinderbraten mit Salz und schwarzem Pfeffer würzen. In 1 EL Butterschmalz oder Kokosöl oder Kakaobutter von allen Seiten anbraten. 1 große Zwiebel vierteln und mit 1-2 abgezogenen Knoblauchzehen in den Topf geben. Auf kleiner Flamme unter gelegentlichem Wenden, fertig schmoren (ca. 2 Std.). Etwa 80 g abschneiden, Rest portionieren und mit Saft einfrieren. 200 g Karotten würfeln, mit Gemüseconsommé und Pfeffer in wenig Fleischsaft garen. 2 Minuten vor Ende der Garzeit 100 g grüne (gefrorene) Erbsen zufügen, nur erhitzen. Servieren mit 1 TL. Butter oder Sojasahnne, gehackter Petersilie.

Radicchiosalat: 1 Kopf Radicchio anrichten auf mittlerem Teller. Dressing: 1/2 Becher Joghurt (3,5 %) würzen mit Salz, Pfeffer, 1 Messerspitze Birnendicksaft.

Blumenkohl mit Shrimps: 1 kleinen Blumenkohl gut waschen und von allen Seiten sorgfältig mit Streu-Gemüseconsommé und wenig weißem Pfeffer würzen. In einem Topf mit wenig Wasser garen, jedoch nicht zu weich werden lassen. Herausnehmen und abtropfen lassen. 100 g Shrimps auftauen, waschen abtropfen. 2 Knoblauchzehen und 2 fein gehackte Schalotten klein würfeln, in wenig Olivenöl glasig dünsten. Mit einem Schuss herben Riesling ablöschen. Mit etwas Gemüseconsommé, Pfeffer, 1 EL Crème fraîche abschmecken. Die Shrimps hinzugeben und kurz durchziehen lassen. Dill hinzugeben..

Zucchinisalat: 1 Zucchini raspeln. Dressing: 1 TL Olivenöl, 1 Messerspitze Kräuter der Provence, 1/2 TL Gemüseconsommé, 1 Messerspitze Senf, 1/2 TL Sojasoße, 1 EL Himbeeressig oder Zitrone.

Ratatouille mit Hähnchenschnitzel: 80 g Hähnchen mit Salz, Paprika und Knoblauchpulver würzen und in wenig Olivenöl beidseitig anbraten. 1/2 Aubergine würfeln. Diese mitsamt einer klein gewürfelten Zucchini in sehr heißem Olivenöl, anbraten. Aus der Pfanne nehmen und in einen Topf geben. 1 mittlere Gemüsezwiebel in große Ringe schneiden und in wenig Olivenöl glasig dünsten. Zwei Knoblauchzehen durch eine Presse geben und am Schluss kurz mitbraten lassen. Zu den Zucchini- und Auberginenwürfeln geben. 1 grob gewürfelte Fleischtomate hinzufügen.
Alles mit Salz, Pfeffer und scharfem Paprika, sowie etwas Chilipulver, vermischen. Zusammen mit dem Hähnchenschnizel auf kleinster Flamme garen,

    Mein Tipp: Kichererbsenmehl. Die Kichererbse ist ein wertvoller Eiweißlieferant und reich an Mineralstoffen und Vitaminen. Es eignet sich in der Eiweißzeit zum Andicken von Soßen und Suppen, für Crêpes, als Bindemehl und Backzutat. Kichererbsen sind *Legominosen* und mit der Sojabohne verwandt. Ihnen werden jungerhaltende Eigenschaften zugeschrieben. Die genannten Produkte sind erhältlich bei: *www.vegetarischerversand.de*

    Mein Tipp: Soja - das Fleisch vom Felde
 Sojahack, Sojaschnetzel, Sojatofu, Sojaragout; diese vegetarischen Fleischsorte eignen sich hervorragend dafür, total leckere Gerichte zu bereiten, die denen von Fleisch nicht nachstehen.
Soja gilt weltweit als d i e Anti-Aging-Nahrung Nr. 1, hilft Gelenken, Knochen und Hormonproduktion. Erhältlich bei:*www.vegetarischerversand.de*

Salatdressing
Hierfür können alle Geschmacksrichtungen verwirklicht werden

Neutrale Salatdressings, für Kohlenhydratmahlzeiten geeignet
Zutaten: Buttermilch oder Dickmilch oder Sojajoghurt oder Creme fraiche, Salz, Pfeffer, wenig Sojasoße, Gemüseconsommé, Zwiebelwürfel, Dill, Knoblauch, Petersilie Schnittlauch, Scharfer Senf, Mayonaise oder vegetarische Mayonaise, Honig.

Zubereitung: Joghurt, glattgerührt, mit frischen Küchenkräutern, Gemüseconsommé zum Streuen, Gewürze nach Gusto. Für den sauren Geschmacke Brottrunk, Molke, mit wenig Olivenöl, Knoblauch, Gewürzen, Honig. Oder Sauerrahm oder Crème fraîche oder Joghurt: ohne weitere Säurezugabe.

Milchgesäuertes Gemüse wie grüne Bohnen, Rote Beete, Sellerie, Salzdillgurken, können ohne Säurezugabe zu absolut köstlichen Salaten verarbeitet werden. Dafür genügt dann nur etwas Öl und ggf. frische Kräuter.

Salate zur Kohlenhydratzeit schmecken frisch und außergewöhnlich, wenn sie mit geschnittenen oder gewürfelten Honigmelonen oder frischen Feigen aufgewertet sind.

Salatdressings zu Eiweißmahlzeiten
Zutaten: Alle neutralen Dressingzutaten wie zur Kohlenhydratzeit, außerdem: Essig, Balsamico und Zitronen.

Zubereitung: Öl und Gewürze wie gewohnt zubereiten, jedoch ohne Zucker, mit 1/4 TL Birnendicksaft oder Honig, etwas Vegetarische Mayonnaise, etwas scharfer Senf,

Salate zur Eiweißzeit schmecken wunderbar, wenn sie mit frischen Früchten vermischt werden, auch Wassermelonen und Honigmelonen werten den Salat auf.

Alle Dressings sind je nach Geschmack für Salatteller mit Blattsalaten, sowie alle rohen und gekochten Gemüsesorten zu empfehlen.

Desserts zur Eiweißzeit
Auf Süßes braucht auch zur Eiweißzeit nicht verzichtet werden

Zimtjoghurt mit Birnendicksaft: 1 kleiner Becher Joghurt (ca. 170g, 3,5 %), oder Soja-Joghurt, 1 gehackte Walnuss, Zimt nach Belieben, alles mit dem Schneebesen verrühren, süßen mit Birnendicksaft *Birnette oder Palmblütenzucker.*

Ananasjoghurt: 1 dicke Scheibe Ananas, gewürfelt, 1/2 Becher Joghurt oder Sojajoghurt, 1 gehackt Walnuss, mit Birnendicksaft mischen (muss gleich verzehrt werden, da Ananassäure die Walnuss bitter macht).

Grapefruitquark mit Rosinen: 50 g Magerquark, 15 Rosinen, 1 grob gehackte Walnuss, 1/2 Grapefruit, Fruchtfleisch aus der Schale lösen, alles gut mischen, mit Birnendicksaft oder Palmblütenzucker abschmecken.

Obst: 1 Apfel oder anderes Obst (außer Banane, Datteln und Feigen) in gleicher Menge.

Melone: 500 g Wassermelone oder 400 g Honigmelone oder Papaya

Orangenquark: 100 g Quark. 1/2 klein geschnittene Orange, wenige Rosinen mischen, mit Birnendicksaft oder Palmblütenzucker abschmecken.

Gebratenes Obst: Fingerdicke Scheiben von beiden Seiten leicht salzen und in wenig heißem Öl beidseitig braten. Sättigt und nimmt die Esssucht.

Götterspeisen: lassen sich aus allen naturreinen oder frischen Säften kochen; mit Gelatine oder Agar-Agar nach Vorschrift gelieren lassen. Birnendicksaft oder Palmblütenzucker zum Süßen verwenden. Kühl stellen. Gute Sättigung und Eignung auch als „späte Mahlzeit" bei Heißhunger.

Obstsalat: aus allen Obstsorten (außer Banane, Datteln und Feigen) mit Sahne oder Fruchtschnaps, mit Walnüssen oder gerösteten Mandeln (wenig).

Himbeereis: Ein total leckeres Fruchteis bereitest Du innerhalb weniger Minuten. 500 g Joghurt (3,5%) werden mit 300 g gefrorenen Himbeeren mit dem Schneebesen zu einer cremigen Konsistenz verrührt. Sollte diese zu flüssig geworden sein, nochmal kurz ins Eisfach. *Ist gleich verzehrfertig*, schmeckt toll, ist gesund l und hat wenig Kalorien.

Mein Tipp. Birnette-Birnendicksaft Diese einzigartige Qualität aus der Schweiz hat mit seinem Fruchtzucker eine deutlich größere Süßkraft als Zucker und ist deshalb sehr ergiebig. Der zartfruchtige Geschmack veredelt Süßspeisen genauso wie Dressings und Suppen. Ganz genauso lecker: Palmblütenzucker. Erhältlich bei:
www.vegetarischerversand.de

Desserts zur Kohlenhydratzeit
Hier ist die Auswahl schon gewohnheitsmäßig riesengroß, sollte aber mengenmäßig jeweils limitiert bleiben.

Zimtjoghurt: 1 kleiner Becher Joghurt (3,5 %) oder Sojajognurt, 1 Walnuss gehackt, Zimt nach Belieben. Alles mit dem Schneebesen verrühren, süßen mit Honig.

Melonenjoghurt: 1 kleinen Becher Joghurt mit wenig Zucker oder Akazienhonig süßen. Aus 1/4 Honigmelone kleine Bällchen ausstechen und in den Joghurt geben. 1 TL grob gehackte Mandeln kurz in der heißen Pfanne rösten, über den angerichteten Joghurt geben.

Gebratene Banane: 1 kleine Banane längs und quer halbieren, leicht salzen. In ½ TL Butter oder Kakaobutter oder Nussöl, von allen Seiten kurz anbraten (2 große Bananen sind eine Hauptmahlzeit).

Obstsalat: aus Banane, Datteln, Feigen, Nüssen, Rosinen und süßer Sahne (passt leider nicht so gut in die Zeit der Gewichtsreduktion, zu viele Kalorien. Aber ein kleiner Tupfer ist gelegentlich mal erlaubt).

Eis: Dazu gehören alle Eissorten ohne Fruchtsäuren, wie: Joghurteis, Bananeneis, Nuss-Eis, Schokoladeneis, Eierliköreis. Vanilleeis, Meloneneis, Sahneeis, Mokkaeis und andere Sorten. Aber Achtung! Möglichst nur eine Kugel während der Zeit der Reduktion. Danach ist auch wieder etwas Sahne erlaubt.

Kuchen: Hierzu gehören alle trockenen Kuchen, auch dann, wenn etwas Ei verwendet wurde: Streuselkuchen, Butterkuchen, Rührkuchen, Sahnetorten ohne Frucht, Stollen, Käsekuchen, Mohnkuchen, Hefestückchen. In der Zeit der Reduktion nur Sonntag nachmittags ein Stückchen.

Feige in Wodka: Frische Feigen in Wodka einlegen. Nach einigen Tagen kleine Gäschen mit einer Feige, mit Wodka füllen, bedeckt mit einem Tupfer süßer Schlagsahne servieren. Schmeckt toll, hat aber reichlich Kalorien.

Honigmelone in Cognac. Aus Honigmelone kleine Kugeln ausstechen, in Cognac einlegen und mit Schlagsahne und Vanilleeis servieren. Seltener Genuss, wegen Kalorien, na, ja…

Panna Cotta: Aus Sojasahne mit Zucker, Vanilleschote und Agar Agar nach dessen Vorschrift bereiten. Das ist ein köstlicher, aber kalorienreicher Vanillepudding. Mit Palmblütenzucker kann er auch mit Früchten zur Eiweißzeit gereicht werden.

Hirseflocken-Plinsen: einige geh. EL Hirseflocken verrühren mit etwas Wasser und Sojasahne, etwas Salz und 1 EL Zucker, einen Teig rühren, der nicht zu flüssig ist. In eine Pfanne mit zerlassener Butter oder kakaobutter oder Kokosöl mit dem EL kleine Fladen setzen und von beiden Seiten goldbraun braten. Die Herstellung solcher Plinsen geht schnell und sie schmecken sehr gut, sind auch als sättigende Hauptmahlzeit geeignet.

Griespudding: kann mit Weizengries oder Maisgries hergestellt werden. Das Rezept ist das Gleiche, wie bei konventionellem Pudding, jedoch ohne Milch. Dafür ¾ Wasser und ¼ Sojasahne, etwas Zucker und Salz. Steht dem Milch-Pudding in geschmacklich nicht nach.

Puddingpulver: kann genauso wie Griespudding verwendet werden

Kochen mit Soja, Vegetarische-kulinarisch
Das „Fleisch vom Felde" kann zu (fast) allen Rezepten bereitet werden, zu denen man sonst tierische Produkte gebraucht hätte

Sojafleisch ist für viele Anwender noch eine unbekannte Größe. Oft haben wir erlebt, dass der erste Versuch, daraus ein leckeres Gericht zu bereiten, nicht recht gelang. Das ist kein Wunder. Schließlich präsentiert sich hier ein völlig neues Lebensmittel, an dessen Handhabung man sich erst gewöhnen muss.

Aber, hat es nicht auch seine Zeit gedauert, bis man ein ordentliches Rumpsteak oder gar Leber braten konnte?

Kennt man dann die einfachen Voraussetzungen, die für den Umgang mit Soja erforderlich sind, ist es kinderleicht, damit die wunderbarsten Gerichte zu zaubern. Mit Soja kochen ist herrlich! Ich zaubere daraus fast alle Gerichte, die man von der Fleischzubereitung her kennt, zum Beispiel:

Kohlrouladen, Bouletten, gefüllte Paprikaschoten, Aufläufe, Gulasch, Eintöpfe, Szegediner Gulasch, Sahnegeschnetzeltes, Pilzragout, Haschees. Füllungen u. v. a.m.

Weshalb mehr Soja und weniger Fleisch? Die Sojabohne hat kein Cholesterin, hat pro Mahlzeit nur 1/4 der Broteinheiten von Fleisch, besitzt viel weniger Purine, ist kalorienarm, anhaltend sättigend, hat pflanzliche, östrogenähnliche Substanzen, Ballaststoffe, ist reich an Mineralstoffen und Vitaminen, sogar Vitamin B12.

Soja hilft, die Cholesterin- und die Blutfettwerte zu senken. Hilft Frauen, besonders in den Wechseljahren, hilft bei Darm-, Leber- und Nierenproblemen.

Soja eignet sich für Diäten und findet in der allgemeinen Krankenernährung seinen Platz. Und noch etwas: Soja ist gut für das Haushaltsbudget. Es zeigt sich als überaus ökonomisch. Es kostet nur ein Siebtel bis 1 Fünftel von Fleisch!

Wenn ich hier von einer sättigenden Mahlzeit spreche, dann meine ich, dass für ein Gericht nicht beispielsweise 120 g oder 150 g Soja benötigt werden, wie es von Fleisch nötig wäre, sondern nur 25 g – 30 g pro sättigende Mahlzeit. Daraus ergeben sich die <u>geringen Anteile von Broteinheiten, Purinen, Kalorien.</u>

Was mir noch am Herzen liegt
Wichtige Hinweise zur vegetarischen Ernährung

Ich selbst lebe weitgehend vegetarisch. Nachdem ich meine Ernährung 15 Jahre lang vollvegetarisch gestaltet hatte, esse ich seit einigen Jahren wieder Fisch. Den Entschluss dazu fasste ich aufgrund meiner Arthritis. Da sieht man mal, wie unmoralisch man doch ist – und das, nachdem es doch vorwiegend ethische Gründe waren, die mich vom Fleischessen fern gehalten hatten.

Ich möchte niemandem vorschreiben, wie er zu leben hat und was besser für ihn ist. Jedermann muss die Entscheidungen für sein Wohlbefinden selbst treffen. Dazu gehören auch die Selbstbeobachtung und die Selbsteinschätzung. Wer ehrlich zu sich selbst ist, weiß nur zu genau, was speziell für ihn selbst bekömmlich ist und was besser gemieden oder limitiert werden sollte. Dafür gibt es keine Faustregel. Die ***Blutgruppendiät*** kann übrigens wertvolle Aussagen darüber machen, welche Nahrungsmittel für die einzelnen Blutgruppentypen empfehlenswert sind, was von ihnen gut vertragen wird.

Aber der Mensch ist keine Maschine, sondern ein höchst sensibles und überaus kompliziertes System, welches sich deutlich von jedem anderen Menschen unterscheidet. So spielen Gene, Lebensweise, Stress und auch die Gemütslage eine genauso große Rolle, wie Bewegung und die r i c h t i g e Ernährung. Wie das aussieht, bestimmst alleine Du.

Fakt ist allerdings, dass Dir zu viel Tierisches eher schadet. Nimm also auch Vegetarisches auf Deinen Speiseplan. Vegetarier leben laut vieler Studien bis zu 7 Jahre länger als ihre fleischessenden Mitbürger. Eine interessante Option, oder?

Schließlich wollen wir alle vital und leistungsfähig bleiben und dies bis zu unserem letzten Atemzug. Wenn ich Dir dabei mit meinen Ratschlägen ein wenig behilflich sein kann, dann soll mich das freuen.

Es würde den Rahmen meiner Ausführungen sprengen, würde ich nur über vegetarische Ernährung ausführlich referieren. Dennoch möchte ich Dir einige Entscheidungshilfen geben, wenn Du Dich mit diesem Thema noch nicht beschäftigt hast. Ob Du beschließt, Dich künftig fleischlos zu ernähren oder nur einige Mahlzeiten vegetarisch bereichern möchtest; meine Anregungen werden ganz bestimmt nützlich für Dich sein.

Hier noch ein paar Tipps, damit vegetarische Momente Dir so richtig köstlich gelingen:

Käse: Mit Käse kann man leckere Varianten zaubern. Fast alle Gemüsesorten eignen sich zum Überbacken oder einfach Überschmelzen mit dem Käse der eigenen Wahl. Dabei werden dünne Scheiben auf das fertige Gemüse gegeben. Deckel zu, nach kurzer Zeit ist der Käse geschmolzen. Selbstverständlich lässt sich im Backofen mit Käse auch eine leckere Kruste zaubern.

Käsesoße: Auch Käsesoße lässt sich leicht bereiten. Dazu wird Käse in Milch oder Sahne geschmolzen und nach Gusto gewürzt. Ansonsten Camembert oder anderen Käse über 60 % i.Tr. im Backofen oder Topf schmelzen. Mit Salz, Pfeffer und Knoblauch oder Kräutern würzen. Dazu eine große Pellkartoffel und eine geschnittene Salzdillgurke oder milchgesäuertes Gemüse (kalt), das ist ein köstliches Raclette.
Und - aus Reis, Nudeln, Kartoffeln, Kürbis und viel Gemüse mit Käse über 60 % i.Tr., kann man himmlische Aufläufe zubereiten. Vor allem lassen sich dazu gut Reste verwenden.

Sojabohnen: Einfach köstlich sind *Azukibohnen*, die kleinen, roten Leguminosen, Verwandte der Sojabohnen. Man kocht sie als Bohnensuppe mit Bohnenkraut. Tofuwürfel anbraten zugeben. Auch mit gebratenen Zwiebeln, mit oder ohne gebratenen Apfelstückchen oder Ananas, schmecken Azukibohnen wunderbar.
Probiere sie bitte unbedingt einmal als „Chili-con-Soja" mit Soja-Hack, Tomaten und Paprikaschoten.
Auch die besonders würzigen, vitaminreichen *Mungbohnen* sind als Abwechslung auf dem Speiseplan lecker. Sie lassen sich mit Suppengrün zu ähnlichen Rezepten bereiten, wie wir diese von Linsen kennen.

Soja Hack: Zum Bereiten von Frikadellen oder Füllungen für Paprikaschoten, Kohlrouladen oder Hackfleischsoße. Zum Binden eignen sich Ei und geraspelter Käse, püriertes Gemüse, Pilze, Quark oder Crème fraîche. Sonst, wie Fleisch würzen und zubereiten. Frikadellen (Buletten) gelingen immer, wenn die fertige Farce mit dem

Eisportionierer auf Backpapier gesetzt und flachgedrückt, ca. 30 Minuten im Backofen bei 150° braten.

Soja Schnetzel: Daraus kann man leckeres Geschnetzeltes zubereiten, wie gewohnt mit viel Zwiebeln. Aber auch als Frikassee mit Pilzen, Paprika oder gebraten, sind sie als Zugabe zum Gemüseeintopf, sehr lecker.

Soja Ragout: Diese größeren Stücke lassen sich hervorragend zu Gulasch verarbeiten oder werden gebraten zu Gemüsepfannen gereicht.

Tofu: Den *Sojakäse* gibt es als Brotaufstrich. Würstchen, geräuchert, oder eingelegt in Kräuteröl. Dieses Produkt kann man nach Gusto würzen, in der Pfanne braten, als Scheiben, gewürfelt oder geschnetzelt zubereiten. Auch mit Zwiebeln oder Senf, sehr lecker.
Aber auch ein Fleischsalat lässt sich daraus zaubern, der dem aus Wurst um keinen Deut nachsteht (Creme Fraiche, Sazldillgurken, Dill)

Sojaprodukte sind leicht bekömmlich, kalorienarm, bestehen aus wertvollen Proteinen und wichtigen Ballaststoffen. Sie belasten den Organismus nicht und bergen mit das wertvollste Eiweiß überhaupt.
Dazu sind sie kalziumreich, diabetikergeeignet (weniger BE pro sättigende Portion).
Es ist nachdenkenswert, sich und seiner Gesundheit dieses wertvolle Geschenk der Natur zunutze zu machen.
<u>Es versteht sich, dass hier von Produkten die Rede ist, die n i c h t genmodifiziert sind.</u>

Achtung! Nicht nur wir Verbraucher müssen uns an die Verarbeitung eines neuen Produktes gewöhnen, auch für unseren Körper ist es neu, Eiweißprodukte angeboten zu bekommen, an die Ballaststoffe gekoppelt sind, wie das ja bei Soja der Fall ist.
So kann es passieren, dass er erst einmal mit Blähungen reagiert. Davon sollte man sich nicht abschrecken lassen, denn erfahrungsgemäß legt sich diese Empfindlichkeit nach wenigen Wochen. <u>Die Vorteile der Ernährung mit Sojaprodukten sind so enorm, dass es schade wäre, sie nicht für sich selbst nutzen zu können.</u>

Gesundheit – hausgemacht!
Jeder hat es weitgehend in der eigenen Hand, wie gesund er ist und wie er sich fühlt

Laut wissenschaftlicher Umfragen, fühlen sich 87 Prozent (!) der Bevölkerung nicht gesund oder nicht ausreichend gesund. Das bezieht sich sowohl auf die körperliche, als auch die seelische Gesundheit. Wir leben heute in einer Zeit, in der die großen Infektionskrankheiten überwunden scheinen. Neben neuen oder wieder auferstandenen Viruserkrankungen müssen wir um ganz andere Defekte in unserer Gesundheit fürchten.

So gehen wir mit Riesenschritten einem Zeitalter der chronischen Erkrankungen entgegen.

Diese Erkrankungen rühren in allererster Linie von einem mangelnden Zellstoffwechsel her. Um jedoch die Zelle richtig funktionieren zu lassen, bedarf es eines optimal aufeinander abgestimmten Regelkreises. Dieser Regelkreis ist abhängig von einer Vielzahl an Enzymen, Vitaminen, Mineralstoffen, Spurenelementen, die für die Verarbeitung der Proteine, Fette und Kohlenhydrate zuständig sind.
Ist dieser Regelkreis dadurch unterbrochen, dass der eine oder andere Wirkstoff fehlt oder nur unzureichend vorhanden ist, ist das ganze System in seiner Funktion beeinträchtigt.

Nun kommen wir allerdings in der heutigen Zeit nicht an der Tatsache vorbei, dass dem Körper nicht mehr die Nährstoffe geboten werden, die er für einen gesunden Ablauf aller Organvorgänge benötigt.

In unserer heutigen Zeit kommt es trotz einem Überangebot an Nahrungsmitteln oft zur Unterversorgung.

Dies hängt sehr eng zusammen mit der starken Überdüngung und Überkalkung der Böden und der Überzüchtung vieler Gemüse-, Obst- und Salatsorten. Aber auch lange Lagerzeiten und Transportwege beeinträchtigen die Qualität der Frische-Produkte sehr. Dies bezieht sich vor allen Dingen auf Vitamin-, Mineral- und Enzymverluste. Das bedeutet, dass wir grundsätzlich nicht mehr mit der Vollwertigkeit der Lebensmittel rechnen können.

Was also ist zu tun?

Neben der gesunden Ernährung gehört zu einem vitalen Leben auch *Körperertüchtigung*. In früheren Zeiten, als körperlich hart gearbeitet wurde, musste man sich über dieses Thema keine Gedanken machen, da der Körper gezwungenermaßen durchtrainiert war.

Bei den Naturvölkern können wir sehen, wie unsere Körper von Natur aus gedacht waren! Davon haben wir uns meilenweit entfernt.

Wichtig aber ist auch die *seelische Gesundheit.* Durch dauernde Reizeinflüsse, durch Ängste und Stress, kann auch bei nur wenigen Menschen noch von Ausgeglichenheit des Gemütes, die Rede sein.

Es ist also angebracht, dass wir für Körper und Seele wieder die richtige Nahrung finden und vor allen Dingen das richtige Maß dafür.

Jawohl! Gesundheit ist Fleiß! Körperliche und seelische Gesundheit sind ein Ziel, das sich jeder sinnsuchende Mensch stecken sollte. Gesundheit jedoch ist eben kein Selbstverständnis, sondern bedarf genau wie jeder andere Lebensplan auch, der sorgfältigen Überlegung, des Entschlusses und der Durchführung, samt der Überwindung „des Inneren Schweinehundes".

Lebensqualität ist die Summe von glückhaften Erfahrungen, Erlebnissen, Gefühlen. Gerne will ich Dir dabei helfen, diese Summe ganz hoch anzusiedeln.

Meine Buch-Tipps: Bücher für die Selbsthilfe habe ich für Dich (und für mich) geschrieben: *Japanisches Heilströmen PRAXISBUCH* ist einfaches Halten von bestimmten Akupunkturpunkten, um die heilenden Energiekreisläufe zu unterstützen. *MERIDIANKLOPFEN*: Verjage die Ängste und Blockaden aus Deinem Leben mit einfacher Selbsthilfeanwendung".
Gesunde Ernährung für Kinder – Lecker schmecker, mit vielen Rezepten
EssSucht – 8 einfache Regeln…hier findest Du praktische Hilfe
Alle Bücher erhältlich bei AMAZON oder www.VegetarischerVersand.de

Programmiere Dich positiv

Unser Denken bestimmt den Lebens- und Gesundheitsweg und lässt sich lenken! Und das kann jeder, wenn es ein wenig geübt wird.

Die wichtigste Voraussetzung für den persönlichen Erfolg ist ein gutes Selbstbewusstsein. Dazu gehört eine gesunde Portion Egoismus. Wer gut zu sich selbst ist und sich auf seine eigenen Kräfte konzentriert kann davon abgeben, ja sogar verschwenderisch damit umgehen. Wer sich hingegen zum „Opfer" machen lässt, wird wenig geachtet, häufig ausgenutzt und verliert an Persönlichkeit.

Hier als kleine Hilfestellung, nachfolgend *meine* Morgen- und Abend-Meditation zum Stärken des Selbstbewusstseins (kann jeder nach eigenem Gusto formulieren):

Positive Denkrichtung durch Autosuggestion

Ich beginne den Tag mit frohen Gedanken. Ich weiß, der Tag wird angenehm für mich verlaufen.

Ich habe die Kraft, alle Erfordernisse und Herausforderungen des Tages mühelos zu erledigen. Ich weise den Alltagsaufgaben und den kleinen Dingen, die auf mich zukommen, den Stellenwert zu, der ihnen gebührt.

Es gibt keine Probleme mehr: nur noch PROJEKTE, Projekte bergen keine Schrecken, Projekte kann man voll Freude angehen und sie erledigen. Für Projekte gibt es immer eine Lösung.

Ich habe mir vorgenommen, dass die nächsten Wochen und Monate vor allem anderen, allein mir gehören. Ich beschäftige mich besonders intensiv mit dem Wohlergehen meines Körpers und meiner Seele.

Mir ist klar geworden, dass die Voraussetzung für das Erreichen meines Zieles in allererster Linie eine positive Denkrichtung ist.

Ich habe jetzt das Ziel, mein Idealgewicht zu erreichen und eine strahlende Gesundheit zu erlangen. Vor meinen inneren Augen sehe ich mich ganz deutlich. Ich sehe, wie ich mein Ziel bereits erreicht habe. Ich sehe es ganz klar vor mir. Ich vergegenwärtige mir dieses Bild vor meinen inneren Augen oft und mehrmals an jedem Tag. Ich freue mich über die erstaunten Gesichter meiner Umgebung.

Ich bin voller Dankbarkeit für mein Unterbewusstsein, das mir zu jeder Stunde hilft, meinem Ziel näher zu kommen. Ich gehe mit elastischen Schritten, gerade aufgerichtet, durch die Straßen. In jedem Schaufenster kontrolliere ich meine Haltung und sehe mein frohes Gesicht.

Meine äußere Haltung entspricht auch meiner inneren Einstellung zum Leben. Ich habe ein positives Gefühl für mich. Ich umgebe mich zu jeder Stunde des Tages mit positiven und liebevollen Gedanken.

Ich sehe mich schön und strahlend. Es gibt für mich in den nächsten Wochen kein wichtigeres Thema als mich. Alles tritt dahinter zurück. Ich kann, um mein Ziel zu erreichen, keinen einzigen negativen Gedanken gebrauchen. Sollten meine Gedanken einmal in die falsche Richtung gehen, lenke ich sie sofort wieder auf freundliche Dinge.

Ich stelle mir unzählige Male am Tage meine schlanke, biegsame, attraktive Figur vor und sehe mich froh und in strahlender Gesundheit. Ganz bewusst spüre ich meinen Körper vom obersten Scheitel bis zur äußersten Zehenspitze. Ich empfinde ganz deutlich jede Faser meines Körpers.

Ich bin fest entschlossen, mich von keinen Ärgernissen stören zu lassen. Ich weiß, kleine Pannen gehören zum Leben und sorgen dafür, dass wir nicht einschlafen.

Allen meinen Mitmenschen begegne ich mit Liebe und Verständnis. Ich umgebe sie mit meinen friedfertigen Gedanken und schaue ihnen liebevoll ins Gesicht. Ich werde das Wunder erleben, dass sich Konfrontationen auf diese Weise wunderbar bereinigen lassen. Auseinandersetzungen brauche ich nicht. Ich versuche, die Dinge zu klären, indem ich dem anderen sage, dass ich auf jeden Fall bemüht bin, seine Position zu verstehen.

Ich empfange die positive Energie meiner gesamten Umgebung. Ich mache mir einen Spaß daraus, die Kraft meiner positiven Gedanken zu erproben und jede Situation zu entschärfen. Dazu muss ich mein Gegenüber nur von meiner verständnisvollen Einstellung zu ihm, überzeugen.

Ich lade meine innere Batterie ausschließlich mit positiven Gedanken und Erlebnissen auf. Ich beginne jeden Tag mit dem Vorsatz, einen schönen Weg zu gehen und in erster Linie für mich da zu sein.

Ich freue mich auf den Tag, ich freue mich auf das Leben und meine Zukunft.
(Meditation nützt auch, wenn sie nur Kurztexte enthält)

Affirmation zu den Ernährungs-Vorsätzen

Ich freue mich auf meine Zukunft. Ich bin bereit, mich voller Vertrauen auf mein neues Lebenskonzept einzulassen.

Es fällt mir nun ganz leicht, mein Ziel zu erreichen. Die Ernährungsregeln lerne ich spielend.

Ich freue mich auf jede Mahlzeit, die mir vorgeschlagen wird und weiß, dass sie die ideale Zusammensetzung hat, um mir optimale Ergebnisse zu ermöglichen.

Ich nehme dankbar zur Kenntnis, dass ich vollkommen satt werde. Ich fühle mich nach wenigen Tagen frisch und zuversichtlich. Ich verspüre eine solche Zunahme an Vitalität, wie ich es nie für möglich gehalten hätte.

Die Regeln der TRENNKOST leuchten mir ein. Ich werde künftig immer danach leben. Meine Gesundheit und meine Lebensfreude verstärken sich von Tag zu Tag. Das beweist mir, dass ich den richtigen Weg gewählt habe.

Ich befolge strikt die Anweisungen des Speiseplans. Ich bin überrascht und voll Dankbarkeit, dass ich so viel essen darf, durchaus gesättigt bin und trotzdem zügig abnehme.

Ich habe begriffen, dass ich tatsächlich mit Hilfe der VOLLWERTIGEN TRENNKOST und der Einhaltung weniger Ernährungsregeln, mein Gewicht für immer erhalten kann und gesund und glucklich in meine Zukunft blicken darf.

Am Abend freue ich mich auf eine ruhige Nacht. Ich schlafe gleich ein und sehe mich vor meinem geistigen Auge schlank, vital, strahlend und ganz gelassen, inmitten einer fröhlichen Gesellschaft. Ich schmücke diese Situation in meiner Phantasie aus. Ich verabschiede mich von dem Tag, kuschle mich in die Nacht, die meinen Schlaf behütet und freue mich auf den nächsten Tag, an dem ich in völligem Frieden mit mir und meiner Umwelt aufwache. *Ich bin der wichtigste Mensch in meinem Leben!*

Mein Tipp: Meridianklopfen Du kannst Dich selbst mit Hilfe von Meridianklopfen dabei unterstützen, die guten Vorsätze fest in Deinem Unterbewusstsein zu verankern. Dabei können alte Verhaltensmuster und Glaubenssätze losgelassen werden. Diese wichtige Seelenarbeit hilft dabei, ein freies und unbelastetes Leben zu führen. Info: http://www.ingrid-schlieske.de

Warum ein wenig Bewegung unbedingt sein muss

Der Körper bleibt elastisch und im Gehirn bilden sich neue Vernetzungen (Nervenzellverbindungen wachsen nach)

Die Übungen der Fünf Tibeter: Empfehlen sich begleitend und unterstützend für eine Reduktionskur und sind hilfreich für den Schritt in eine aktivere Zukunft. Ich rate Dir zu diesen besten Leibesübungen, die ich kenne. Insider meinen, mit diesen Übungen könnte man alle weiteren Übungen getrost vergessen. *Ich selbst habe sie eingefügt in mein bescheidenes, tägliches Gymnasikprogramm.* Diese *einfach*en Übungen sind Ur-Yoga-Übungen und sollen nach alten Überlieferungen der Garant für ewige Jugend und Schönheit sein. Inwieweit das tatsächlich so zutrifft, soll dann jeder Anwender für sich entscheiden.....

Die Übungen haben auf jeden Fall einen direkten Einfluss auf das endokrine Drüsensystem (innersekretorische Drüsen) und stimulieren die gesamte Hormonausschüttung im Körper.

Und die Hormone sind es ja, die ausschlaggebend sind für Dein körperliches und seelisches Wohlbefinden. Sie sind zuständig für Aktivsein und Unternehmungslust und steuern letztendlich alle Funktionen des Körpers, und bilden somit die Basis auch für die seelische Befindlichkeit und die geistige Leistungsfähigkeit..

Noch dazu sind die Fünf Tibeter bestes Figurentraining und Wirbelsäulengymnastik in einem.

Allerdings ist die Anwendung der Fünf Tibeter eine hochwirksame Medizin und muss in kleiner Dosis begonnen werden. Drei bis fünf Wiederholungen pro Übung am Anfang, sind völlig ausreichend. Diese steigert man dann Woche für Woche um zwei Übungen pro Segment, bis man bei 21 Wiederholungen pro Übung angelangt ist. Geht man gleich „in die Vollen", kann es leicht zu einer Überstimulierung kommen.
Du siehst, wie einfach und ohne großen Zeitaufwand, körperliche und seelische Fitness zu unnterstützen ist. Denn auch mit 21 Wiederholungen pro Übung brauchst Du nur etwa zehn

Minuten täglich für Dein Programm. Räume Dir die Chance ein, herauszufinden, was die Fünf Tibeter für Dich tun können. Ich garantiere Dir, Du wirst nicht mehr auf Deine täglichen Trainingsminuten verzichten können und wollen. Es gehört dann wie Duschen und Zähneputzen zu Deinem selbstverständlichen Morgen-Hygiene-Programm. Ich empfehle Dir dazu die Lektüre des kleinen Taschenbuches von Peter Kelder „Die Fünf Tibeter". Hier stelle ich Dir eine etwas entschärfte Version vor, die so also nicht mehr die originalen Fünf Tibeter sind. Ich nenne sie demnach *Die FÜNF TIBETER für das Fußvolk (so wie mich)*...

Übungen „frei nach den FÜNF TIBETERN"

Erste Übung: Stehen und mit ausgebreiteten Armen, im Uhrzeigersinn drehen. Zum Schluss auf die gefalteten Hände schauen, bis der Schwindel vorbei ist.

Zweite Übung: Rücken fest auf den Boden, Handflächen neben den Körper legen. Kinn auf die Brust nehmen, Knie zur Brust winkeln, Beine nach oben strecken, dabei die Fersen nach oben drücken. Beine wieder anwinkeln und nach vorne strecken, ohne den Boden zu beruhren.

Dritte Übung: Auf einem Kissen knien, fest auf Zehen abstützen (Zehen einschlagen). Hände an hintere Schenkel legen. Mit dem ganzen Körper und durchgedrücktem Rücken leicht nach vorne pendeln, Kinn auf Brust senken. Dann nach hinten pendeln, dabei Kopf zurück. Körper nicht abknicken beim Pendeln. Druck auf Unterseiten der großen Zehen.

Vierte Übung: Aufrecht sitzen, den Unterkörper zu einer Brücke anheben, Kopf nach hinten beugen, einatmen. Beim Hinsetzen und Ausatmen, wieder Kinn auf die Brust.

Fünfte Übung: Auf „allen Vieren" stützen. Hände und Füße jeweils etwa 60 Zentimeter auseinander. Po weit nach hinten und nach oben schieben, einatmen. Im Wechsel zum Durchhängen des Körpers, bei dem ausgeatmet wird.

Weitere Übungen nach dem Motto „keine Lust auf Sport!"

Ich selbst füge diesen täglichen Übungen, die ich tatsächlich jeden Tag absolviere und mich dafür jeden Morgen mit meinem Inneren Schweinehund darüber streite, ob ich sie heute doch lieber auslassen sollte, noch einige wenige Übungen an, die ich Dir nachfolgend vorstelle:

- Noch im Nachtgewand hüpfe ich jeden Morgen 100x (wie Seilspringen) bei offenem Fenster. Das gibt Kondition und bringt den Kreislauf in Schwung.
- Schultern nach vorne und nach hinten kreisen lassen, dann einzeln, das regt die Lymphe an.
- Mit gebeugten Knien tief nach vorne beugen, den Kopf pendeln lassen, das löst Blockaden zwischen Wirbelsäule und Schädel.
- Arme über den Kopf, Hände umgekehrt falten, hochrecken (weit nach oben, etwas nach hinten), das streckt die Rückenmuskulatur.
- Körper nach hinten beugen, die Hände falten und die Handflächen nach unten drehen, diese weit nach unten und hinten drücken.
- Hinlegen, Beine strecken und wieder setzen, dabei Fingerspitzen zu den Zehen führen, das trainiert Bauchmuskulatur.

Alles das dauert nur wenige Minuten, hat aber <u>sofort</u> eine gute Wirkung für Körper, Geist und auch für die Seele.

Richtiges Atmen steigert Lebensenergie
Wer unzulänglich oder nur flach atmet, schneidet sich vom Energiefluss ab!

Anweisung zum Energieatmen: Leider haben die meisten Menschen vergessen, wie wichtig diese Quelle der Energie ist. Bitte beobachte Dich einmal: Du atmest ganz flach. Oft setzt Du sogar mit dem Atmen aus. Oder atmest Du bewusst, übst Du für Dich ein aktives Atmen?

Doch wie alles im Leben, fällt Dir nichts in den Schoß. Du musst es trainieren. Aber das kostet schließlich nichts und tut auch nicht weh. Im Gegenteil.

Richtiges Atmen kann ein Super-Muntermacher sein.
Du kannst es überall probieren. Im Auto, im Büro, vor dem Fernseher, beim Gehen, wenn Du irgendwo warten musst – einfach überall.

Ruf Dir so oft als möglich ins Gedächtnis: Atmen ist Leben und hilft Dir, gesund und ausgeglichen und glücklich zu sein. Mit den sorgfältigen Atmungen atmest Du Säureschlacken aus. Säurerückstände nämlich, die Deinen Organismus so negativ belasten.

Hier meine kleine Lektion in Energieatmen

Das Bauchatmen: Hinlegen, durch die Nase den Bauch mit Atemluft füllen, langsam den Bauch vorwölben, dabei das Zwerchfell herunterdrücken. Bis ACHT zählen. Dann den Bauch weit einziehen und langsam nach unten hin ausatmen. Jedes Quäntchen Luft aus dem Körper herausatmen. Dabei wieder bis ACHT zählen. Nun ohne zu atmen, einen Moment verharren. Möglichst dabei ebenfalls bis ACHT zählen. Diese Bauchatmung zehn Mal wiederholen. Mehrmals am Tag üben.

Das Zwerchfellatmen: Du versuchst, ohne Bauch nur den oberen Brustkorb zu bewegen, die Rippen beim Einatmen nach außen zu dehnen. Beim Ausatmen wieder langsam zurücknehmen. Bei den einzelnen Stufen wieder jeweils bis ACHT zählen. Zehn Mal wiederholen und mehrmals am Tag üben.

Das Lungenspitzenatmen: Atme tief in die Brust, ohne Bauch und Rippenregion mit einzubeziehen. Dadurch wird der Atem nach oben gezogen zum Kinn hin. Dabei richte Dich auf und öffne die Lungenflügel. Beim Ausatmen nach unten hin, die Schultern völlig entspannen und etwas in sich zusammen fallen. Wieder jeweils bis ACHT zählen. Diese Atmung zehn Mal wiederholen und mehrmals am Tag üben. Nach wenigen Tagen beherrscht Du die einzelnen Atemphasen ganz selbstverständlich. Nun beginnt die wichtigste Lektion: das Zusammenfügen der drei verschiedenen Phasen.

Eine vollständige Yoga-Atmung: Die Luft wird tief in den Bauch hineingeatmet, vorwölben, wie eine Melone, das Zwerchfell dabei herunterdrücken. Die Luft strömt nach oben und weitet die Zwerchfellregion. Die Luft wird bei gleichzeitigem Entspannen und Abflachen des Bauches, weit nach oben in die oberen Lungenspitzen gezogen vier Takte. Das Ausatmen beginnt mit dem vollständigen Einziehen des Bauches. Die Luft gleitet zunächst über das Zwerchfell vollständig aus den Lungenspitzen und wird über den Bauch nach unten hin ausgeatmet, bis der letzte Rest von Luft aus dem Körper entfernt ist. Einatmung: zusammen acht Takte. So geleert, verharrt man ganz entspannt, ohne zu atmen acht Takte, um erneut zum Atmen über den Bauch anzusetzen. Nach intensivem Üben kann man die Zeit des Verharrens von acht auf zwölf, auf sechzehn, auf vierundzwanzig, ja sogar auf zweiunddreißig Takte steigern. Zunächst allerdings genügen drei vollständige Yoga-Atmungen hintereinander. Dies sei Dir dreimal täglich empfohlen. Langsam kann dann die Anzahl der Atmungsphasen gesteigert werden. Der Atem sollte langsam in einer Wellenbewegung den Körper durchströmen. Du wirst sehen, welch wundervolle Wirkung dies auf Dein organisches und seelisches Wohlbefinden hat. Der ganze Körper wird gut durchblutet, die Organe durchmassiert. Das Blut mit Sauerstoff angereichert, die Sekretbildung optimal angeregt.
Säurerückstände werden bei Tiefenatmung abgeatmet! Also besonderes Augenmerk auf sorgfältiges Ausatmen legen. Kohlendioxid wird ausgeatmet, der Organismus „entsäuert".

Das Wichtigste: Energieatmen macht Dich putzmunter und gibt einen starken Energieschub, der lange anhält. Es macht frei von Angst und Ärger. Sorgen kann man buchstäblich wegatmen!

Vegetarische Lebensmittel
Der Vegetarische Onlineshop ist von mir damals aus Überzeugung gegründet worden.

Hätte mir dies jemand vor einigen Jahren geweissagt, hätte ich ihn lauthals ausgelacht. Angefangen hat alles damit, dass ich in meinen Seminaren immer wieder Einkaufstipps und Hinweise gegeben habe. Und da es für die TeilnehmerInnen die von mir empfohlenen Produkte nur selten „um die Ecke" gab oder diese gar nicht erhältlich waren, habe ich es oftmals auf mich genommen, entsprechende Besorgungen zu machen. Das hat sich dann häufig so dargestellt, dass ich, beladen mit Tüten und Taschen, zu den Seminarabenden erschienen bin. Aber wie macht man das, wenn 30 Teilnehmer im Seminar sitzen und jeder Einzelne möchte versorgt werden? Naheliegend war so meine Überlegung: „man könnte sich doch eigentlich selbst !?" So habe ich mich sorgfältig für folgende wichtige Versandprodukte entschieden: Birnendicksaft von allererster Qualität, Hochwertige Sojasorten, Vegetarische Brotaufstriche, Vegane Produkte, Diverse Kochzutaten, wie Kichererbsenmehl, Azukibohnen, Mungbohnen, Gewürze, Gewürzmischungen- und Öle, Grüner Tee, Edelsteine, Ätherische Öle, Bücher und eBooks zum Thema Gesundheit für Körper, Geist und Seele. Aus anfänglich nur wenigen Produkten wurden schnell mehr!

Mit der richtigen Ernährung allein ist es eben noch nicht getan. Wer langfristig etwas in seinem Leben ändern möchte, findet durch mentale Hilfe und alternative Heilmethoden (in meinen und anderen Büchern) ebenfalls eine gute Unterstützung.

Und ich freue mich riesig, wenn ich auch Dir dabei helfen kann, für Dich einen passenden Gesundheitsweg zu wählen. Fang einfach an, die guten Vorsätze umzusetzen. Und gib nicht auf, wenn etwas nicht sofort gelingen will, denn:

„Auch ein Weg von tausend Meilen beginnt mit dem ersten Schritt!" (aus dem TAO)

Ich wünsche Dir gutes Gelingen für alle Deine Pläne. Für die Gesundheit, für Wohlfühlen und überhaupt. Und vergiss nicht: TRENNKOST for ever!!!

Deine Ingrid Schlieske

Möchtest Du ErnährungsberaterIn für Trennkost werden oder als SeminarleiterIn in Deiner Region arbeiten?

Das sind wunderbare Berufe, denen ich selbst viele Jahre nachgegangen bin und mit meiner Ernährungsschule dafür in über 500 Städten und Orten mehr als 160.000 Trennköstler betreut habe.

Wenn Du Dich für diese Berufe interessierst, kannst Du in Deiner Region unzählige Interessenten finden, die Deine Unterstützung dringend benötigen.

Die Voraussetzung für die Ausübung solcher Berufe ist es nicht, ein riesiges Fachwissen zu haben, denn es geht dabei nicht um das Beraten im Krankheitsfall, sondern darum, Deine Erfahrungen weiterzugeben und Interessenten dabei zu helfen, ihre Ernährung nachhaltig umzustellen und damit ihre eigene Gesundheit mit Hilfe unseres Erfahrungswissens zu unterstützen. Ganz genauso habe auch ich dereinst begonnen zu arbeiten und sehr erfolgreich Seminare geleitet, obwohl ich damals noch stark übergewichtig war.

Meine Klienten nahmen mir meine Erfahrungen ab. Und darum geht es: Nur wenn ich aus eigenem Erleben spreche, wenn ich bei Klienten sehe, wo es hakt, weil ich selbst ihren Leidensdruck kenne und erkenne, kann ich wirksame Hilfe leisten. Und es geht darum, Beistand dabei zu leisten, durchzuhalten, damit Hilfesuchende nicht gleich wieder in die alten Gewohnheitsmuster zurück fallen, die Schuld sind am Übergewicht und den gesundheitlichen Defiziten, die von einer unzureichenden Ernährungsweisen herrühren.

In eigener Sache

Insgesamt habe ich einschließlich der E-Books schon 25 Bücher geschrieben. Die meisten beziehen sich auf alternatives Heilen und auf Ernährung. Darunter sind 3 Bestseller, von denen zwei Ausgaben inzwichen ausschließlich als Rowohlt-Taschenbücher erhältlich sind. Insgesamt haben bereits eine dreiviertel Million Leser, auch in China und in Polen meine Bücher gefunden. Folgende meiner Bücher erschienen als SELFPUBLISHER-RATGEBER.

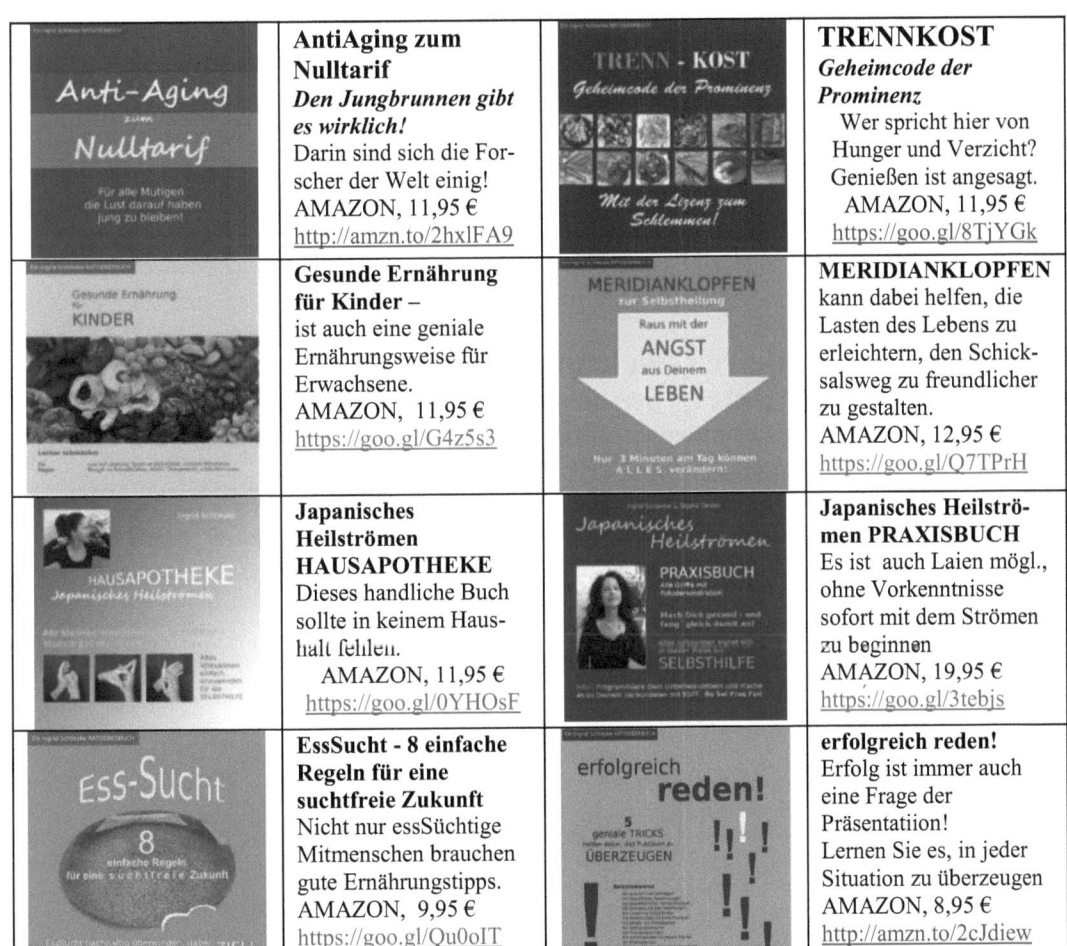

Weitere Selfpublisher-Ratgeber

	Selbständige oder/und **Existenzgründer** finden in diesem RATGEBER Tipps und Anregungen für ihren Erfolgsweg		**Kindermärchen** nicht nur für Kinder, sondern für alle, die wissen wollen, wie man Verlorenes wiederfindet
ERFOLG er-folgt nicht zufällig 6 Existenzgründer-**TIPPs** bereiten machtvoll den WEG			

Hier warten kostbare Geschenke auf Sie

Viele Jahre habe ich ja hochengagiert, in meinem schönen Seminarhaus Hoher Vogelsberg in Hessen Therapeutenausbildungen angeboten. Dort ging es auch um:

Japanisches Heilströmen und **MERIDIANKLOPFEN**

Ich habe nun nicht mehr die Möglichkeit persönlich zu unterrichten. Aber es liegt mir daran, mein Wissen um die *Meridian-Energietechniken weiterzugeben*, damit sie in der Selbsthilfe und auch in der Therapeutischen Praxis auf einfache Weise Anwendung finden.

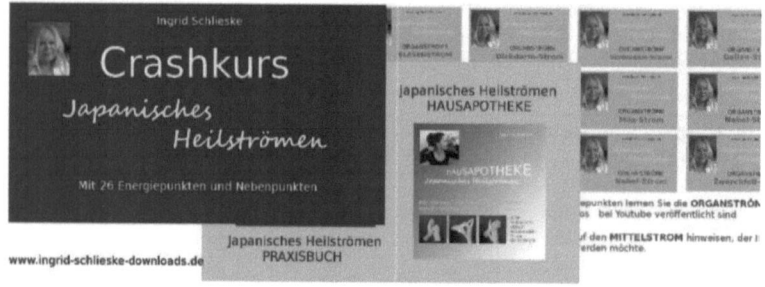

Ein kleiner **CRASH-Kursus** in *Strömen* auf VIDEO zeigt, ergänzend zu meinen Büchern, wie einfach es sein kann, Blockaden aus dem Leben zu verbannen und Heilung auf allen Ebenen zu unterstützen. Nutzen Sie mein Angebot, das Ihnen lebenslang Nutzen bringt. **VIDEOS kostenlos herunterladen: www.ingrid-schlieske-downloads.de**

Der Crashkursus in *Meridianklopfen* ist in Arbeit und kurzfristig ebenfalls verfügbar.